ザ・ベスト・トリートメント！
心臓弁膜症

ガイドラインを深読み・先読みする

伊藤 浩
岡山大学教授

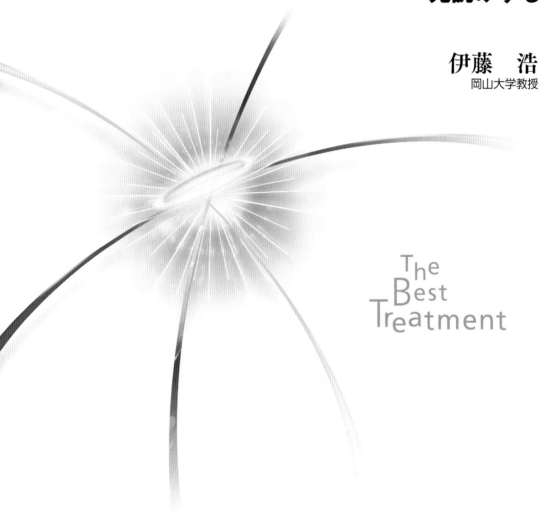

The
Best
Treatment

文光堂

●執筆者一覧（執筆順）

廣瀬　邦章	越谷市立病院循環器科	
大門　雅夫	東京大学医学部附属病院検査部・循環器内科	
角　裕一郎	産業医科大学心臓血管外科	
福田　祥大	産業医科大学第2内科学	
夜久　均	京都府立医科大学大学院医学研究科心臓血管外科学	
沼田　智	京都府立医科大学大学院医学研究科心臓血管外科学	
戸田　宏一	大阪大学大学院医学系研究科外科学講座心臓血管外科学	
澤　芳樹	大阪大学大学院医学系研究科外科学講座心臓血管外科学	
松居　喜郎	北海道大学大学院医学研究科循環器・呼吸器外科	
金子　英弘	ブランデンブルク医科大学・ブランデンブルク心臓病センター循環器内科	
村石真起夫	東京ベイ・浦安市川医療センター循環器内科	
渡辺　弘之	東京ベイ・浦安市川医療センター循環器内科	
有田　武史	九州大学病院ハートセンター血液・腫瘍・心血管内科	
渡邊　隼	東京ベイ・浦安市川医療センター心臓血管外科	
田端　実	東京ベイ・浦安市川医療センター心臓血管外科	
丸尾　健	倉敷中央病院循環器内科	
小宮　達彦	倉敷中央病院心臓血管外科	
阿部　幸雄	大阪市立総合医療センター循環器内科	
河野　靖	白十字病院循環器内科	
田中　裕史	神戸大学大学院医学系研究科外科学講座心臓血管外科学	
大北　裕	神戸大学大学院医学系研究科外科学講座心臓血管外科学	
泉　知里	天理よろづ相談所病院循環器内科	
岩倉　克臣	桜橋渡辺病院心臓・血管センター循環器内科	
真鍋　晋	総合病院 土浦協同病院心臓外科	
大原　貴裕	東北医科薬科大学医学部地域医療学／総合診療科	
中谷　敏	大阪大学大学院医学系研究科保健学専攻機能診断科学	
坂口　太一	心臓病センター榊原病院心臓血管外科	
野木　真紀	奈良県立医科大学循環器・腎臓・代謝内科学教室（第1内科学教室）	
大倉　宏之	奈良県立医科大学循環器・腎臓・代謝内科学教室（第1内科学教室）	
横山　斉	福島県立医科大学心臓血管外科	

序文

　循環器疾患は最もエビデンスの蓄積した分野の一つです．豊富なエビデンスに基づき診療ガイドラインが策定されているため，若い医師であってもガイドラインに準拠した診療を行えば，一定水準の診療ができます．しかし，最近ではそれが行き過ぎて，ガイドラインがあたかも法律のように扱われることすらあります．ガイドラインを遵守することが重要であり，それを少しでも逸脱することは許されないという風潮さえ感じられます．

　ところが，患者の背景や臨床病態はさまざまであり，ガイドラインに当てはまらないケースのほうがむしろ多いといえますし，後期高齢者に関しては臨床エビデンスがほとんどないのが現状です．さらに，疾患構造の変化や新しい薬剤の出現，治療技術やデバイスの進歩，新たな臨床知見によりガイドライン自体もたびたび改訂されています．したがって，今ここにあるガイドラインを遵守しているだけでは，その患者にとって"the best treatment"が提供されているという保証はありません．

　ガイドラインの遵守を呼びかけるテキストが多い中で，本テキストはガイドラインのエッセンスを読み取り，それをどのように臨床に活かしたらよいのか，ガイドラインの深読み＆活用術を各分野のエキスパートに解説していただいたものです．また，今後どの方向に向かってガイドラインは変わっていくのか，エキスパートによるガイドラインの先読み，もしていただいています．これは目の前の患者に対して"the best treatment"を提供したいという臨床医の率直な気持ちに沿うものだと考えます．

　本テキストが臨床の現場で役に立つ，と感じていただければ執筆者一同の大きな喜びです．

　　2017年2月吉日

岡山大学大学院医歯薬総合研究科循環器内科
伊藤　浩

CONTENTS

I 僧帽弁閉鎖不全症(MR)のThe Best Treatment

1. MR患者の臨床経過を理解しよう ……………………… 廣瀬邦章・大門雅夫　2
2. 手術適応となる重症MRをどのように診断する？
   ——一次性MRと二次性MRで異なる重症度診断—— ……… 角裕一郎・福田祥大　7
3. primary MRの手術適応と術式 …………………………… 夜久　均・沼田　智　14
4. secondary MRの手術はいつどのように施行する？ … 戸田宏一・澤　芳樹　33

[Controversy] どの程度の低心機能症例までsecondary MRの手術をするか？
………………………………………………………………………… 松居喜郎　42

[Topics] 経カテーテル僧帽弁閉鎖不全症治療の位置付け ……………… 金子英弘　45

II 大動脈弁狭窄症(AS)のThe Best Treatment

1. 重度ASの生命予後はいわれているほど悪いのか？
   ………………………………………………………………… 村石真起夫・渡辺弘之　50
2. 重症ASを診断する ……………………………………………………… 有田武史　56
3. ASの手術はいつどのように施行する？ …………………… 渡邊　隼・田端　実　65

[Controversy] バルーン大動脈弁形成術の役割とは？ ………………… 丸尾　健　77

[Topics] ASに対する人工弁置換術以外の治療方法 …………………… 小宮達彦　80

[Topics] 大動脈二尖弁と大動脈疾患の関係 ……………………………… 阿部幸雄　83

III 大動脈弁閉鎖不全症（AR）の The Best Treatment

1. 重症ARの生命予後はそんなに悪いのか？ ……………… 河野　靖・福田祥大　86
2. 重症ARの診断はどうする？ …………………………………………… 阿部幸雄　90
3. ARの手術はいつどのように施行する？ ……………… 田中裕史・大北　裕　97
4. para-valvular leak の診断と手術適応 ……………………………… 泉　知里　104

IV 三尖弁閉鎖不全症（TR）の The Best Treatment

1. 手術の判定に必要なTRの重症度評価とは？ ………………………… 岩倉克臣　112
2. 他の心臓手術に合わせて行うTRの手術適応と術式 ……………… 真鍋　晋　119

V 感染性心内膜炎（IE）の The Best Treatment

1. IEの手術適応—その決め手となる所見は？ ………… 大原貴裕・中谷　敏　132
2. IEの外科治療 …………………………………………………………… 坂口太一　138
3. 術後の抗菌薬管理はどうする？ ……………………… 野木真紀・大倉宏之　146

[Controversy] 脳卒中を起こした症例において早期手術 versus 待機手術
　　　　　………………………………………………………………………… 横山　斉　151

索引 ……………………………………………………………………………………… 153

僧帽弁閉鎖不全症（MR）の The Best Treatment

MR患者の臨床経過を理解しよう

はじめに

　弁膜症の有病率は先進国で高く，米国では全人口の2.5％が中等度以上の弁膜症を有している．中でも，僧帽弁閉鎖不全症（僧帽弁逆流 mitral valve regurgitation（MR））は最も多く，全人口の1.7％とされている[1]．米国の世代別有病率を本邦に当てはめると，本邦では約300万人が中等度以上のMRを有していることになる．

　MRは，その発症過程により急性MRと慢性MRに分けられる．急性MRは腱索や乳頭筋の断裂によって生じるMRで，急激な容量負荷に左心系が対応できず，時に血行動態の破綻をもたらすため，速やかな外科手術を必要とする．一方，慢性MRの場合には逆流量の増加とともに左房が拡大し，容量負荷を代償するため，肺うっ血を呈さず，無症候性に進行する．大動脈より低圧の左房側へ逆流するために，左室駆出率 left ventricular ejection fraction（LVEF）はしばらく正常に保たれるが，左室心筋障害は無症状の時期よりすでに始まっている．LVEFが低下する頃には，左室心筋障害はすでに進行しており，術後に思ったような心機能回復や予後改善効果が得られないことも多い．よって，慢性MRにおいては，臨床経過を把握し，不可逆的な心筋障害をきたす前に，適切なタイミングでの外科的介入を勧めることが肝要である．

　僧帽弁は，弁葉と弁輪，腱索，乳頭筋，そして左室心筋を含めた僧帽弁複合体からなり，そのいずれの機能不全においてもMRを呈しうる．僧帽弁逸脱やflail leaflet，リウマチ性など弁葉や腱索に由来するMRは，器質的MR primary MRと呼ばれる．一方，虚血性疾患や心筋症など，心筋障害によってひき起こされるMRは，機能的MR secondary MRと呼ばれている．

　器質的MRと機能的MRの臨床経過は異なる．このため2014年に改訂されたAHA/ACCの弁膜症ガイドラインでは，慢性MRにおいて，器質的MRと機能的MRに対する重症度と治療方針が明確に分けて示されている．

　本稿では，手術に至る前段階として，それぞれのMRにおける自然歴を中心に概説する．

1 無症候性器質的MRは症状が出現するまで待つべきか

　地域健診で器質的MRを指摘された住民833人を10年間追跡した観察研究によると，10年生存率は81％であった[2]．しかし，心収縮能が低下した中等度以上のMRに限ると55％であり，MRの程度がわずかな群では，若年で左房拡大や心房細動がなければ95％であった（図1）[2]．このように，無症候性器質的MRの生命予後は，患者背景やMRの性状・重症度などに大きく左右される．Enriquez-Saranoらは，無症候性器質的MR患者456例に対し，重症度を有効逆流弁口面積 effective regurgitant orifice area（EROA）別に分け，生存率を比較した[3]．結果，EROA＜0.20cm^{2}の群では5年生存率91％に対し，EROA≧0.40cm^{2}の群では58％に過ぎな

かった（図2）．これにより，器質的MRは無症状の時期から，心収縮能や心内腔径，MRの重症度に留意して，注意深くフォローする必要がある．

2 無症候性MRは症状が出現するまで待つべきか

器質的MRは，10年間で3割に心房細動が出現し，6割で心不全を呈するといわれている[4]．症状出現後は，当然ながら症状が重度であるほど予後が悪い．Lingらによると[4]，中等度以上の器質的MRにおける5年生存率は，NYHA I，II度の群では82％に対し，III，IV度の群では14％であった（図3a）[4]．また，症状が重度であるほど突然死発症率も高い．NYHA I，II度の群では年間突然死発症率1～3％であるのに対し，III，IV度の群では約8％である（図3b）[5]．NYHA I，II度の洞調律患者で，LVEFが保たれていれば，年間突然死発症率は1％以下であり，一般的な周術期リスクよりは高くないといえる．

それでは，無症候性MRは症状が進行してから手術をするべきであろうか．もちろん症状出現は手術適応を考えるうえで重要な徴候であるが，左室心筋障害は無症候性に進行するため，症状の出現を待っていると，術後も低左心機能が残存して予後不良となることがある．Tribouilloyらによれば，高度の器質的MR患者において，術前NYHA I，II度では術後10年生存率76％に対し，III，IV度では48％であった（図4a）[6]．さらに，LVEFが保たれていてもNYHA III，IV度の群では，LVEFの低下したNYHA I，II度の群より術後予後が悪く，心機能が保たれていても症状が軽度なうちに手術を勧める根拠となりうる（図4b）[6]．この術後が十分に得られるカットオフ値がLVEF 60％であり，これがガイドラインで器質的MRの手術適応を決める1つの基準値となっている．ただし，前述したように高度MRでは見かけのLVEFは実際の心機能より高くなる．このた

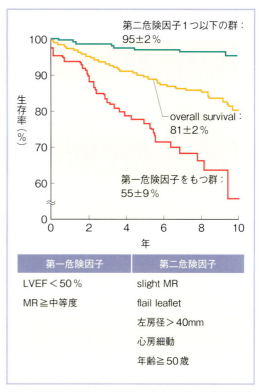

図1 器質的MRにおける予後（文献2から引用改変）

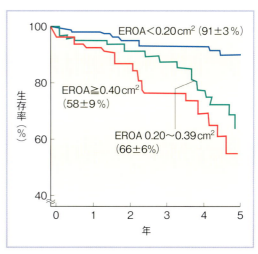

図2 器質的MRにおけるEROAの違いによる予後の違い（文献3から引用改変）

め，術後LVEFは術前よりも低下することが多いことには留意する必要がある．

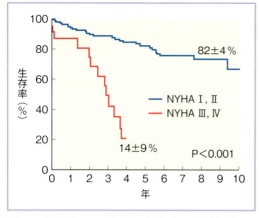

図3a 器質的MRにおける症状別の予後（文献4から引用改変）

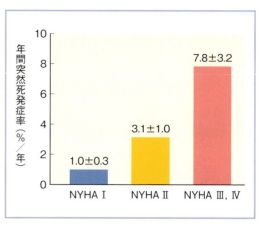

図3b 器質的MRにおける突然死発症率（文献5から引用改変）

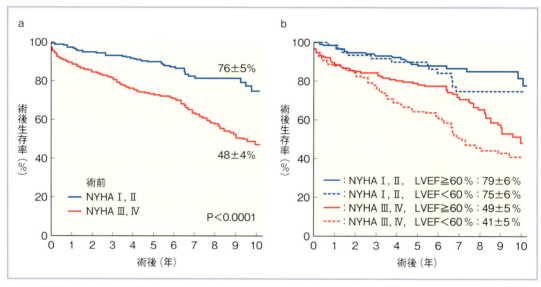

図4 器質的MRにおける術前症状(a)による術後予後(b)の違い（文献6から引用改変）

3 機能的MRは，器質的MRと比し，より軽度のMRであっても予後不良

機能的MRは僧帽弁弁尖には器質的異常を認めず，左室心筋障害に伴って二次的に生ずるMRである．二次性心筋症によるものや，虚血性心疾患を原因とするischemic MRなどが含まれ，われわれが臨床で遭遇する多くがischemic MRである．

急性心筋梗塞後には，軽度のものも含めると約半数で機能的MRを合併する[1]．機能的MRは女性や高齢者に多く，雑音を聴取しにくい傾向にあり，発見が遅れやすいため，急性心筋梗塞後の心血管死をほぼ倍にするといわれている[1]．Grigioniらは，陳旧性心筋梗塞における機能的MRの重症度別予後とイベント発生率を報告した．EROA≧0.20cm^{2}の5年生存率は29％（図5a）[7]，心不全発症率は68％（図5b）[8]

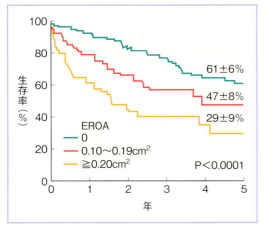

図5a 機能的MRにおけるEROA別予後（文献7から引用改変）

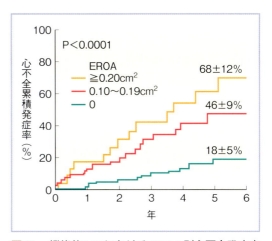

図5b 機能的MRにおけるEROA別心不全発症率（文献8から引用改変）

で，MRを合併しない群と比較すると，約2倍の死亡率と約4倍の心不全発症率であった[7,8]．

機能的MRにおける問題点は，左室心筋障害そのものによる不良な予後に，MRという予後規定因子が加わることにある．実際に，図5aの機能的MRを有さない（EROA＝0cm^2）心筋梗塞後の予後は，図2における高度器質的MR（EROA≧0.40cm^2）の生命予後とほぼ等しい．これにより，機能的MRは器質的MRと比し，より軽度のMRであっても予後不良であることがわかる．

4 MR患者のフォローはどうすればよいか

前述のように，慢性MRにおいては症状が出現すると予後が悪い．しかし，症状が出現しないうちに重症化してくることが問題となる．AHAガイドラインでは，器質的MRにおいて軽度なうちは3～5年に1回，中等度であれば1～2年に1回の心エコー図検査を推奨している．心エコー図検査では，手術適応を念頭に，MRの重症度をはじめ，LVEF，左室・左房内腔径，肺高血圧の有無などのチェックが必要であるが，重大な合併症の1つに感染性心内膜炎があることも忘れてはならない．MRにおける感染性心内膜炎の合併率は15年に1％程度で，

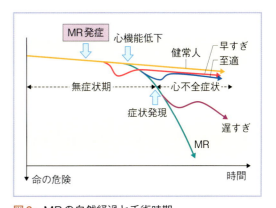

図6 MRの自然経過と手術時期
MRは無症状のうちに進行し，やがて心機能が低下する．心機能低下が進行する前に，適切なタイミングで手術を勧める必要がある．

年齢と性をマッチさせた正常集団の約8倍とされている[9]．2013年に報告された本邦における感染性心内膜炎の実態調査では，約半数がMRに起因していた[10]．感染性心内膜炎は罹患すると死亡率が約20％と高率であり，その予防が何より重要である．flail leafletや重症度（中等度以上）が感染性心内膜炎合併の危険因子であり[9]，慢性MRにおいては感染性心内膜炎のリスクについて患者によく説明し，その予防法について十分指導しておく必要がある．

おわりに

慢性MRは無症状のうちに進行し，心機能低下が進行した頃には，すでに手術の至適時期を逃している．正しいMRの臨床経過を把握して，適切なタイミングで手術を勧めること重要である(図6)．

● 文献

1) Enriquez-Sarano, M et al：Mitral regurgitation. Lancet 2009；373：1382-1394
2) Avierinos, JF et al：Natural history of asymptomatic mitral valve prolapse in the community. Circulation 2002；106：1355-1361
3) Enriquez-Sarano, M et al：Quantitative determinants of the outcome of asymptomatic mitral regurgitation. N Engl J Med 2005；352：875-883
4) Ling, LH et al：Clinical outcome of mitral regurgitation due to flail leaflet. N Engl J Med 1996；335：1417-1423
5) Grigioni, F et al：Sudden death in mitral regurgitation due to flail leaflet. J Am Coll Cardiol 1999；34：2078-2085
6) Tribouilloy, CM et al：Impact of preoperative symptoms on survival after surgical correction of organic mitral regurgitation：rationale for optimizing surgical indications. Circulation 1999；99：400-405
7) Grigioni, F et al：Ischemic mitral regurgitation：long-term outcome and prognostic implications with quantitative Doppler assessment. Circulation 2001；103：1759-1764
8) Grigioni, F et al：Contribution of ischemic mitral regurgitation to congestive heart failure after myocardial infarction. J Am Coll Cardiol 2005；45：260-267
9) Katan, O et al：Incidence and Predictors of Infective Endocarditis in Mitral Valve Prolapse：A Population-Based Study. Mayo Clin Proc 2016；91：336-342
10) Nakatani, S et al：Recent picture of infective endocarditis in Japan--lessons from Cardiac Disease Registration(CADRE-IE). Circ J 2013；77：1558-1564

（廣瀬　邦章・大門　雅夫）

2 手術適応となる重症MRをどのように診断する？
―一次性MRと二次性MRで異なる重症度診断―

はじめに

僧帽弁は，弁輪と弁尖，さらに腱索や乳頭筋を含めた「僧帽弁複合体」として機能している．したがって僧帽弁複合体に含まれる因子のうち，最低1つが破綻すれば僧帽弁逆流 mitral valve regurgitation（MR）が生じうる．

MRは形態の器質的変化の有無によって一次性（器質性）と二次性（機能性）に分類される．一次性MRはなんらかの器質的異常によって生じるMRであり，弁逸脱や粘液腫様変性，リウマチ性が含まれる．一方，二次性MRは僧帽弁複合体に器質的な異常を認めないにもかかわらず，弁輪の変形や弁の偏位，左室の拡大によって生じるMRであり，拡張型心筋症や虚血性心疾患に合併したMRが含まれる．

MRにおいて心エコー図検査は重要な役割を担っており，心機能評価だけではなく，一次性と二次性の鑑別，逆流の重症度診断の他，手術に必要な情報の獲得も可能である．

本稿では，2014年に改訂されたAHA/ACCガイドラインに基づいて，主に一次性MRと二次性MR，それぞれの重症度診断，その注意すべき点を概説する[1]．

1 僧帽弁逆流の重症度判定

MRの重症度は，近位部等流速表面法 proximal isovelocity surface area（PISA）methodとパルスドプラ法（連続の式）により算出される有効逆流弁口面積 effective regurgitant orifice area（EROA），逆流量，逆流率といった定量評価が最も重要である．PISA法とパルスドプラ法（連続の式）ではそれぞれ固有の限界があることを理解し，総合的に判断する[2]．さらに，半定量的な評価項目も同時に測定し，定量評価の結果と一致するか判断することも重要である[3]（表1，2）．

a. PISA法

逆流弁口の左室側に形成される吸い込み血流の大きさから，逆流量を定量化する方法である（図1）．以下の式からEROAおよび逆流量が算出できる．

$EROA(cm^2) = 2\pi r^2 \times Vr/Vmax$

逆流量$(ml) = EROA \times TVI$

　r：PISA半円径(cm)，Vr：カラードプラ折り返しの境界血流側(cm/sec)，Vmax：連続波ドプラ最大血流速(cm/sec)，TVI：連続波ドプラ時間速度積分値(cm)

注意点：吸い込み血流が半球であると仮定している．そのため，吸い込み血流が半円形でない場合や，複数の吸い込み血流が存在する場合は誤差の原因となる（図2）．

b. パルスドプラ法（連続の式）

僧帽弁を通過する血流量，大動脈弁を通過する血流量を算出し，その差からMR量を求める（図3）．

逆流量$(ml) = MVSV - AVSV$

僧帽弁通過血流量$(MVSV)(ml) = \pi \times a/2 \times$

表1 一次性MRの重症度分類（文献1から引用）

	at risk of MR	progressive MR	asymptomatic severe MR	symptomatic severe MR
逆流ジェット面積	逆流ジェットはなしまたは左房の20％未満	逆流ジェットが左房の20～40％または収縮後期の偏向性MR	逆流ジェットが左房の40％以上または汎収縮期の偏向性MR	左に同じ
vena contracta幅	0.3mm未満	0.7mm未満	0.7cm以上	左に同じ
逆流量		60ml未満	60ml以上	左に同じ
逆流率		50％未満	50％以上	左に同じ
EROA		$0.4cm^2$未満	$0.4cm^2$以上	左に同じ
左室造影重症度		1～2+	3～4+	左に同じ
左房		軽度拡大	中等症～高度拡大	左に同じ
左室			拡大	左に同じ
肺動脈圧		正常	安静時もしくは運動時に上昇	上昇
左室駆出率			C1；左室駆出率＞60％かつ左室収縮末期径＜40mm C2；左室駆出率≦60％かつ左室収縮末期径≧40mm	
症状				運動耐容能低下 労作時呼吸困難

表2 二次性MRの重症度分類（文献1から引用）

	at risk of MR	progressive MR	asymptomatic severe MR	symptomatic severe MR
逆流ジェット面積	逆流ジェットはなしまたは左房の20％未満			
vena contracta幅	0.3mm未満			
逆流量		30ml未満	30ml以上	左に同じ
逆流率		50％未満	50％以上	左に同じ
EROA		$0.2cm^2$未満	$0.2cm^2$以上	左に同じ
左室	・左室の壁運動異常を伴う正常～軽度の拡大 ・左室拡大と収縮能低下を伴う一次性心筋症	・左室の壁運動異常を伴う収縮能低下 ・左室拡大と収縮能低下を伴う一次性心筋症	左に同じ	左に同じ
症状	・再灌流治療や内服加療で改善する，冠動脈虚血や心不全の症状	左に同じ	左に同じ	・再灌流や内服加療後のMRによる心不全症状 ・運動耐容能低下 ・労作時呼吸困難

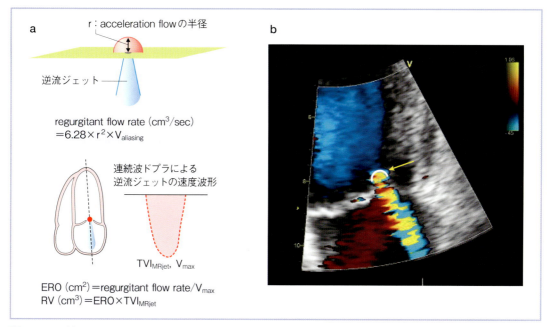

図1　PISA法
a．EROと逆流量を測定することができる．b．吸い込み血流（矢印）がよく観察される断面を描出し，半球になるように画像を調節する．

b/2×TVI_{MV}
大動脈弁通過血流量（AVSV）(ml) = π × $(r/2)^2$ × TVI_{LVOT}

a：四腔断面僧帽弁輪径（cm），b：二腔断面僧帽弁輪径（cm），r：左室流出路径（cm），TVI_{MV}：僧帽弁通過血流のパルスドプラ時間速度積分値（cm），TVI_{LVOT}：左室流出路通過血流のパルスドプラ時間速度積分値（cm）

注意点：中等度以上の大動脈弁逆流のある症例やシャント症例では評価できない．さらに，計測項目の多さから誤差が生じやすく，正確な測定には熟練した技術が必要である．

c．その他の評価項目

1）逆流ジェット面積

逆流ジェット面積が左房の面積に占める割合を測定する．最も簡便な方法であるが，逆流ジェットが偏向性であれば過小評価してしまう点に注意する．また，カラードプラの設定や被験者の超音波透過性によりジェットの大きさが

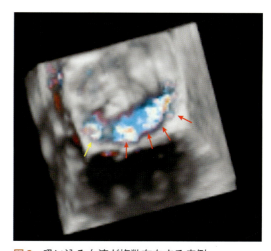

図2　吸い込み血流が複数存在する症例
左房からみた三次元カラードプラ図．吸い込み血流は後交連（黄矢印）と中央から前交連に連続する（赤矢印）の2つを認める．このような症例においてはPISA法は正確な定量ができない．

左右される問題もある．

2）vena contracta幅

カラードプラ法で逆流弁口を通過する逆流血流が最も収束する部位（縮流部vena contracta）

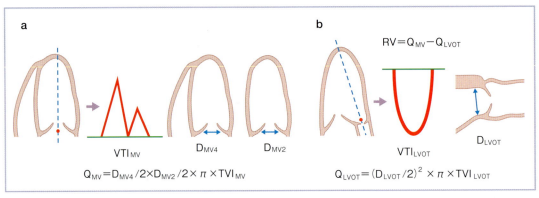

図3 パルスドプラ法
左室流入血流量(Q_{MV})(a)と左室流出血流量(Q_{LVOT})(b)の差から僧帽弁逆流量を測定する．

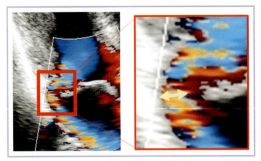

図4 vena contracta幅
逆流の最も収束した部位幅を測定する(矢印)．

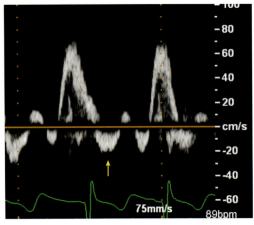

図5 肺静脈血流波形
収縮期逆行波(矢印)を認め，MRが重度であることがわかる．

の逆流幅を計測する(図4)．逆流口が正円でない場合，過小評価してしまう．また，中等度以下の逆流では径が小さいため，計測困難な場合が多い．

3) 左室流入血流波形

MRが比較的急速に進行した場合，左室流入血流波形のE波が上昇する．高度の急性MRになると，E波は1.5cm/sec以上になるという報告もある．

4) 肺静脈血流波形

MRが重症になるにつれ左房圧は上昇し，肺静脈血流波形のS波は減少し，さらに逆流が重度になると収縮期逆流波として観察できる(図5)．

2 一次性MR

一次性MRは僧帽弁複合体を形成する弁尖，弁輪，腱索，乳頭筋のうち1つ以上の機能不全により発症するとされる．一次性MRは急性MRと慢性MRに大別される．

a. 急性一次性MR

僧帽弁複合体の一部が急激な破綻することで発症し，急性心不全を呈する．感染性心内膜炎による弁穿孔や腱索断裂がその代表である．また，心筋梗塞のうち下壁梗塞に合併することが

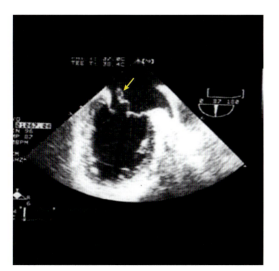

図6 下壁梗塞に合併した僧帽弁断裂の症例
腱索の先に断裂した乳頭筋(矢印)が確認できる.

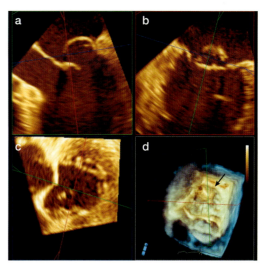

図7 僧帽弁逸脱A2-3の症例における三次元経食道心エコー図
三次元画像(d)で逸脱の広がり(矢印)を,また,切り出した二次元断面(a, b)において,逸脱の深度が評価できる.また任意の短軸断面の切り出しも可能である(c).

多い乳頭筋断裂も,急性MRの原因となることがある(図6).急性MRは左室と左房の急速な容量負荷によって著しい肺うっ血と心拍出量の低下をきたす.内科的治療をしたにもかかわらず心不全の制御ができない場合,緊急手術の適応となる[4].

b. 慢性一次性MR

最も頻度の高い原因は僧帽弁逸脱である.Barlow症候群では弁尖や腱索が粘液腫様変性しており,比較的若年で発症する.高齢者では腱索など弾性線維の断裂をきたしている症例が多い.

c. 重症基準

2014年改訂のAHA/ACCガイドラインにおける一次性MRの重症基準は,EROA≧0.4cm^2,逆流量≧60ml,逆流率≧50%,vena contracta幅≧0.7cm,そして左室拡大と記載されている.また逆流ジェットに関しては,中心性の場合は左房面積の40%以上,偏向性の場合は全収縮期における逆流が重症と定義されている.

d. 手術適応の判断

逆流が重度であり,症状があれば(症候性),手術適応となる.無症候性の重症MRでは左室駆出率の低下または左室収縮末期容積の拡大,心房細動の有無,肺高血圧症の有無によって手術適応が決まる.その点に留意して,注意深くエコー検査をする必要がある.

e. 特殊エコーを活用する

1) 経食道心エコー

空間分解能と時間分解能が優れるため,手術が考慮される症例では全例施行されるべきである.その目的は僧帽弁形態の詳細な評価である.つまり,弁逸脱の原因評価だけでなく,非逸脱弁の変性の有無,弁輪拡大の有無,弁尖の性状や大きさ,弁接合部の詳細な評価が可能である[5].近年用いられる三次元画像は,僧帽弁の解剖を三次元的に視覚化することが可能であり,さらに任意の断面で僧帽弁の観察ができる点から,より正確な情報を獲得することが可能である(図7).

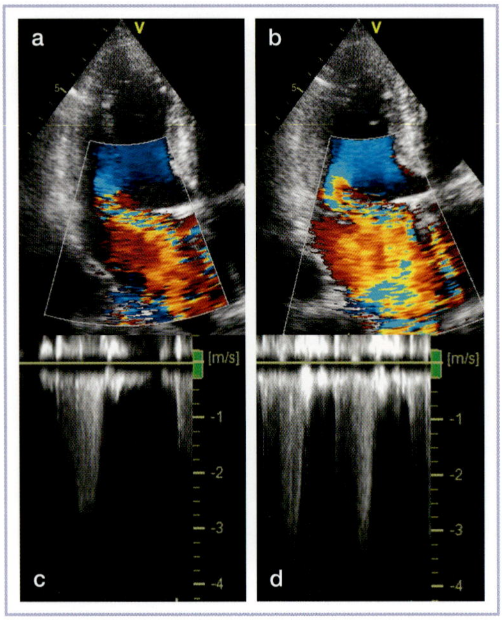

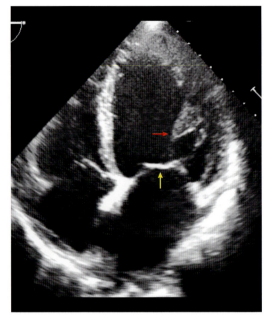

図8 僧帽弁逸脱の一例
安静時（a）は中等度の逆流であり，運動負荷時（b）によって逆流は重度に増加した．
c, d．同時に測定した三尖弁通過血流速度から運動誘発性肺高血圧症と診断された．

図9 拡張型心筋症に合併した二次性MRの一例
弁尖が牽引され（赤矢印），弁接合部が通常より左室側へ移動している（黄矢印）．

2）運動負荷心エコー

自覚症状と安静時心エコー図検査所見との間に乖離がある場合に推奨される．MRに由来する症状は運動時に出現することが多く，負荷時にMRの重症度や肺高血圧が増悪することがあり，この場合は手術が考慮される（図8）[6]．

3 二次性MR

僧帽弁複合体に器質的な異常が認めないにもかかわらず，拡張型心筋症や心筋梗塞などにより出現するMRを二次性MRと呼ぶ．その主因は弁尖の心尖部方向への偏位（tethering）によるものと考えられている（図9）[7]．すなわち，左室拡大に際して外側へ偏位した乳頭筋が僧帽弁を牽引することで，弁の可動性が低下し，逆流を生じるのである．二次性MRは，①虚血性心疾患や拡張型心筋症などによる心機能低下と左室腔拡大があり，②MRがあり，③僧帽弁複合体に器質的異常を認めず，④弁尖閉鎖位置が心尖部方向に牽引されていることを心エコー図検査で確認することにより診断される．

a．重症基準

二次性MRの重症の基準は一次性のそれと異なっている．すなわち，EROA≧0.2cm^2，逆流量≧30ml，逆流率≧50％と定義されている．

症候性の重症二次性MRがある場合，手術適応となる．ガイドライン上は無症候性の場合は経過観察とされている．

重症度が一次性MRと二次性MRで違う根拠として，2001年のGrigioniらの虚血性二次性MRが長期予後に与える影響の報告がある．陳旧性心筋梗塞の既往を有する303例を対象にMRの重症度と5年後の生存率を調査したところ，194例に二次性MRを認めた．EROA≧0.20cm^{2}の症例では，MRを有しない症例に比較して，心死亡の危険が約2.4倍高かった．同

図10 一次性MR（a．僧帽弁逸脱）と二次性MR（b．FMR）の逆流弁口の比較

二次性MRは弁接合に沿って楕円形を呈している．

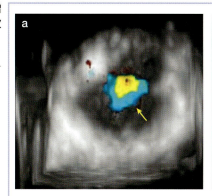
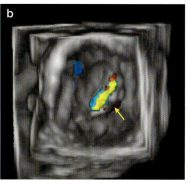

様に，逆流量30m*l*以上であることも，心死亡の危険因子であった．これらの値（EROA≧0.20cm^{2}や逆流量≧30m*l*）は従来からMR重度の判定に使われていた数値より小さかった[8]．

なぜ一次性MRにおける重度判定基準より低い逆流量が予後不良と関連するのか，その理由の1つとして，逆流弁口の形態の違いが挙げられる．二次性MRの逆流弁口は半球状でないため，逆流弁口の形が半円球であることが前提のPISA法による評価では，真の逆流量を過小評価してしまうのである．

実際，Matsumuraらは，二次性MR症例と一次性MR症例で三次元エコーを施行し，逆流弁口の形態を評価した．一次性MRの逆流弁口はほぼ円状であったのに比較して，二次性MRの逆流弁口は弁接合面に沿って長細い形態であった（**図10**）[9]．

おわりに

以上，MRを一次性と二次性に分け，重症度分類を中心に記述した．近年，MRの治療は弁置換術よりも弁形成術が主流である．心エコーによる術前の正確な検査・評価が形成術成功への大きな役割を担っている．

●文献

1) Nishimura, RA et al：2014 AHA/ACC guideline for the management of patients with valvular heart disease：a report of the American College of Cardiology/American Heart Association Task Force on Practice Guidelines. J Am Coll Cardiol 2014；63：e57-e185
2) Enriquez-Sarano, M et al：Effective mitral regurgitant orifice area：clinical use and pitfalls of the proximal isovelocity surface area method. J Am Coll Cardiol 1995；25：703-709
3) Zoghbi, WA et al：Recommendations for evaluation of the severity of native valvular regurgitation with two-dimensional and Doppler echocardiography. J Am Soc Echocardiogr 2003；16：777-802
4) Nanjappa, MC et al：Acute severe mitral regurgitation following balloon mitral valvotomy：echocardiographic features, operative findings, and outcome in 50 surgical cases. Catheter Cardiovasc Interv 2013；81：603-608
5) Yoshida, K et al：Assessment of mitral regurgitation by biplane transesophageal color Doppler flow mapping. Circulation 1990；82：1121-1126
6) Magne, J et al：Exercise-induced changes in degenerative mitral regurgitation. J Am Coll Cardiol 2010；56：300-309
7) Otsuji, Y et al：Insights from three-dimensional echocardiography into the mechanism of functional mitral regurgitation：direct in vivo demonstration of altered leaflet tethering geometry. Circulation 1997；96：1999-2008
8) Grigioni, F et al：Ischemic mitral regurgitation：long-term outcome and prognostic implications with quantitative Doppler assessment. Circulation 2001；103：1759-1764
9) Matsumura, Y et al：Geometry of the proximal isovelocity surface area in mitral regurgitation by 3-dimensional color Doppler echocardiography：difference between functional mitral regurgitation and prolapse regurgitation. Am Heart J 2008；155：231-238

（角　裕一郎・福田　祥大）

primary MRの手術適応と術式

はじめに

2014年に改訂された弁膜症に関するAHA/ACCガイドライン[1])ではそれぞれの弁疾患に関して大きな変更があった．僧帽弁疾患，特に一次性僧帽弁逆流primary mitral regurgitation (primary MR)については，その治療に関する適応にかなり変更（進化）があった．

まず僧帽弁形成術にかなり重心が置かれていること，そしてそれが前提となって，形成術であれば手術を早期に行うことが推奨されるようになったことである．

本稿ではprimary MRに対する手術適応を中心に，手術内容およびその成績に関してもエビデンスを踏まえて議論し，今後の弁形成術の方向性についても展望したい．

1 僧帽弁の病態生理の分析

弁の病態生理の分析は次の3つのレベルで行うことが重要である[2])．①病因（etiology），②病変（lesions），③機能不全（dysfunction）である．病因は病変の背景にあるが，解剖学的なそれぞれのレベル（弁輪，弁尖，腱索，乳頭筋，心筋）でさまざまな病変（拡大，石灰化，肥厚，穿孔，延長，断裂，収縮性低下）をきたすことになり，それら病変が機能不全を引き起こす．

Carpentierの機能不全分類（図1）は僧帽弁疾患の診断・治療に携わる世界中の医師が使用している分類である．

TypeⅠ機能不全は弁尖の動きの異常はないが，弁輪の拡大によって起こる僧帽弁逆流である．弁尖穿孔による逆流もここに入る．

TypeⅡ機能不全は弁尖の逸脱（prolapse）による逆流である．

TypeⅢa機能不全は制限された弁尖の動きにより開放が十分でない病態であり，リウマチ性が原因で起こる狭窄がこれにあたる．

TypeⅢbは制限された弁尖の動きにより閉鎖が十分にできない病態であり，虚血性心筋症や特発性拡張型心筋症にみられる僧帽弁のtetheringによる逆流がこれにあたる．

MRを治療するうえで重要なことは，一次性（primary）か二次性（secondary）かを明瞭に分けることである．一次性，二次性のどちらであるかで治療方針はまったく変わってくるし，高度MRの定義も変わってくる[1])．primary MRの場合で最も多いのは，腱索，弁尖の病変によるTypeⅡ機能不全であり，慢性の場合は必ずといっていいほどTypeⅠ機能不全の弁輪拡大の要素が加わっていると考える．その根底にある病因としては変性（degenerative）が多いが，これにはfibroelastic deficiency（FED）による腱索断裂から粘液変性をきたして余剰な弁尖組織が存在するBarlow病までの広いスペクトラムが存在する（図2）．

2 MRの評価

MRの評価は経胸壁心エコーにて行うのが基本である．手術適応となるのは高度逆流である

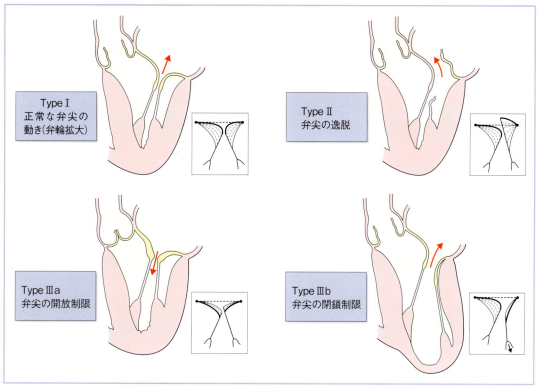

図1 Carpentierの僧帽弁機能不全分類（文献2から引用改変）

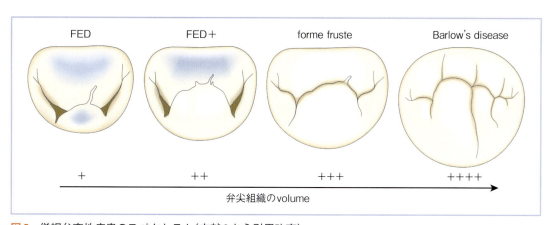

図2 僧帽弁変性疾患のスペクトラム（文献2から引用改変）

ので，手術を前提としたMRの評価は，高度であるか否かである．また手術を前提としてさらに逆流程度のさらなる正確な評価，また何よりも病変の広がりを診断する必要があり，それには経食道心エコーは重要なモダリティである．また詳細は他項に譲るが，高度逆流の評価は定量的評価が基本となり，primary（器質性）MRの場合は有効逆流弁口面積（EROA）≧0.40 cm^2，逆流量（RV）≧60 ml，逆流率（RF）≧50％，vena contracta≧0.7 cmが基本となる（図3）．また定性的評価として高度のMR jetまた左室造影でSellers Ⅲ，Ⅳも含めて総合的に評価する．

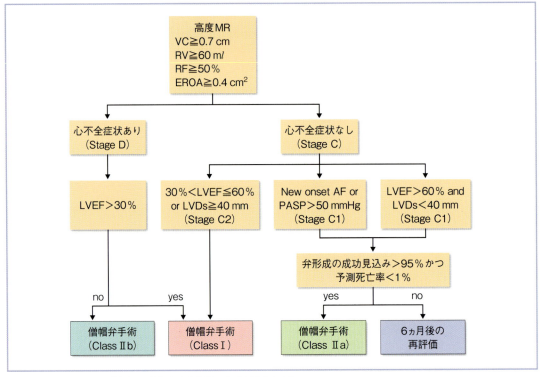

図3 primary MRに対する手術適応（文献1から引用改変）

僧帽弁形成術を行うにあたり，術中経食道心エコー評価は極めて重要である．primary MRの場合は術中経食道心エコーにて手術前に逆流の程度を評価する必要はないと思われるが，前夜からの絶食により脱水傾向になっているため，MRの程度は過小評価される[3]．したがってMRの程度を評価する場合，輸液負荷あるいは昇圧により，心臓の前負荷，後負荷を高めてから行う必要がある．

僧帽弁形成術後，人工心肺から離脱した後に行う経食道心エコーは僧帽弁形成術を行うにあたっての肝となる．最近の論文で[4]，形成術後のMR再発のリスクファクターに，術中評価で軽度以上の逆流が示されているので，術中経食道心エコーにて軽度未満の逆流で形成術を終えることは必須である．われわれは逆流面積にて2 cm²未満を許容範囲としているが，特に前尖に対する形成の場合は1.5 cm²以下であることが望ましい．

3 primary MRの手術適応（図3）

AHA/ACC弁膜症ガイドライン2014[1]の特徴の1つは，primary MRの病態をA，B，C，Dの4つのStageに分類していることが挙げられる．手術適応になるのは高度MRであり，C，DのStageである．まず心不全症状が認められる場合はStage Dであり，左室駆出率left ventricular ejection fraction（LVEF）が30％以上であれば，弁置換術，形成術にかかわらず僧帽弁手術によってMRをコントロールすることがClass Iの推奨度で求められる．

症状がない場合はStage Cに分類され，これには2つのSub Stageに分けられる．Stage C2は左室機能がすでに非代償の時期に入っている患者である．つまりLVEFが30〜60％または左室収縮末期径left ventricular end systolic dimension（LVDs）が40 mm（または22 mm/m²）

以上の場合はこれも弁置換術，形成術にかかわらず僧帽弁手術がClass Ⅰで推奨されている．

Stage C1は左室機能が代償している患者で，LVEF＞60％かつLVDs＜40 mmであり，正常範囲内に入っている．そのような患者で，心房細動の新たな発症または安静時収縮期50 mmHg以上の肺高血圧pulmonary hypertension（PH）が認められ，弁形成術の見込みが高い場合はClass Ⅱaの推奨度で適応になる．

また同様にStage C1の患者で，心房細動，PHもない場合でも，遺残逆流がなくまた長期にわたって再発逆流がない完全な形成術が95％以上の確率で見込まれ，かつ予測手術死亡率が1％未満である場合にClass Ⅱaの推奨度が適応となっている．いわゆるearly surgeryである．2012年のAHA/ACCガイドラインでは完全な形成術の可能性が90％以上となっていたので，形成術にはさらに高い完成度が課せられたといえる．

特筆すべきは，「後尖の半分以下に病変が留まっている高度MRに対して，弁形成術が施行されたが完遂できなかった場合でない限り，僧帽弁置換術をするべきではない」ということがClass Ⅲとして述べられている．このことは，逸脱が後尖に留まる高度MRに対しては，弁置換術の前にまず形成術を行えということである．

それでは，手術適応のトリガーとなる事象について，その根拠について詳しくみていくことにする．

4 手術適応のClass Ⅰトリガー

a. 心不全

高度MRによる心不全症状は，たとえ心機能が正常でも予後は悪くなる[5]．また症状は軽度であっても予後は悪くなることがわかっている（図4）．したがって心不全症状の出現は，弁形成術であっても置換術であっても僧帽弁手術の適応となる．

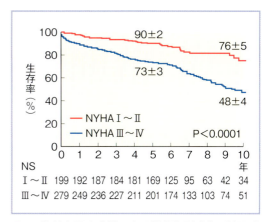

図4　術前心不全症状による僧帽弁形成術の遠隔成績（文献5から引用改変）

b. 心機能

MRの治療の一つの目標は，心機能が悪化する以前に手術を行い，予後の悪化を抑えることである．したがって心機能が低下し始める前に手術を行うことが望ましい．Saranoら[6]は，術前の心エコーにてLVEFの値を60％以上と以下に分け，形成術後の生存率が有意差をもって異なることを示した（図5）．またTribouilloyら[7]は，左室収縮性の一つであるLVDsが40 mm以下に保たれているうちに手術を行うと生存率が高まることを示した（図6）．

5 手術適応のClass Ⅱaトリガー

a. 肺高血圧

Ghoreishiら[8]は，手術前のPHをその程度によって4つのグループに分け，手術死亡率と遠隔予後を検討した．手術死亡率はPHの程度によって上がるが，特に中等度（収縮期50〜60 mmHg），高度（収縮期≧60 mmHg）で死亡率が高くなることを示した（図7）．また変性疾患によるMR患者の術前収縮期肺動脈圧を40 mmHg以上と以下で分けた場合，40 mmHg以上の患者の術後5年間の生存率が有意差を

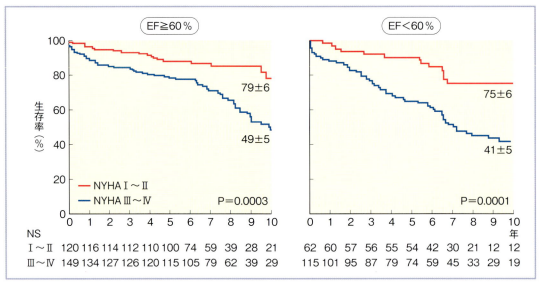

図5 術前心機能による僧帽弁形成術後の遠隔成績(文献6から引用改変)

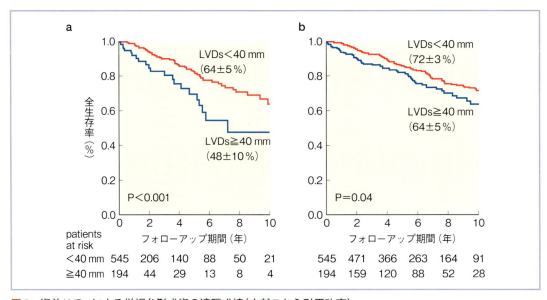

図6 術前LVDsによる僧帽弁形成術の遠隔成績(文献7から引用改変)
a. 保存的治療, b. 手術療法.

もって低かった.

b. 心房細動

Coutinhoら[9]は,僧帽弁手術の際に心房細動がある患者は術後15年生存率が,心房細動のない患者に比し有意に低いことを示した.また心房細動またはPH(収縮期肺動脈圧≧50 mmHg)を認める患者は,それらがどちらもない患者に比し,リスク調整後の生存率,心脳血管イベントの回避率が有意に低かった.また興味深いことに,心房細動またはPHがある群のほうが,有意なMRの発症頻度が有意に高かった.

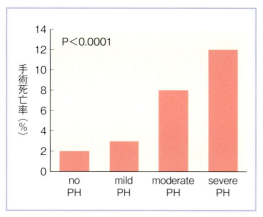

図7　術前PHの程度と手術死亡率の関係（文献8から引用改変）

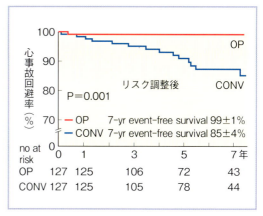

図8　early surgeryとwatchful waitingの遠隔成績（心事故回避率）（文献11から引用改変）

6　early surgery

Rosenhekら[10]は，132例の無症候性の変性疾患による高度MRの患者を注意深くフォローし，症状の出現，LVDs≧45 mm，LVDs係数≧26 mm/cm^2，短縮率fractional shortening（FS）＜0.32，LVEF＜60％，収縮期肺動脈圧≧50 mmHg，心房細動のどれかが出現すれば手術を行い8年間の予後を観察した．手術死亡はなく，遠隔期の生存率も良好であったことから，注意深く観察（watchful waiting）していれば，何かトリガーが出るまで安全に待機できると結論付けた．一方Kangら[11]は，447例の無症候性の変性疾患MRをearly surgeryとwatchful waitingに分け，7年間の心イベントはearly surgeryで低いことを示し，early surgeryによってさらに僧帽弁形成術の成績を向上させることができると結論付けた（図8）．さらにSuriら[12]は，レジストリー研究で，ClassIトリガーがない1,021例の無症候性の高度MRの患者に対して，early surgeryを行った446例と，initial medical managementを行った575例の遠隔期成績の比較を行った．early surgeryとinitial medical managementで手術死亡は差はなかったが，5年の生存率はearly surgeryで有意に高く，心不全の発症リスクは有意に低かった（図9）．このように最近の研究ではいずれもearly surgeryの遠隔成績の優位性を示している．

7　推奨Classによる予後の差

それでは，推奨Classに従ってMRの手術をした場合に予後の差はあるのだろうか？

Saranoら[13]は，推奨ClassIで手術を行った群（ClassI-T：症状，LVEF，LVDs；Stage D＋Stage C2），推奨ClassIIaで手術を行った群（ClassII-CompT：心房細動，PH；Stage C1），そして推奨ClassIIaであるがEarly Surgeryで手術を行った群（ClassII-EarlyT：Stage C1）で遠隔成績を比較した．20年間の全死亡，心不全のリスクは，Early Surgeryで最も少なく，推奨ClassIでの手術が最も高かった（図10）．このことはガイドラインの推奨度が正確に患者予後を反映することを示している．

8　弁形成術 vs. 弁置換術

Saranoら[14]は，器質性MRに対する195例の形成術，214例の弁置換術の早期，遠隔期の手術成績を多変量解析にて比較した．平均年齢は

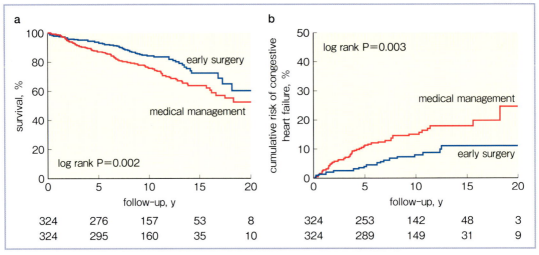

図9　early surgeryとwatchful waitingの遠隔成績（文献12から引用改変）
a. 生存率，b. 心不全頻度．

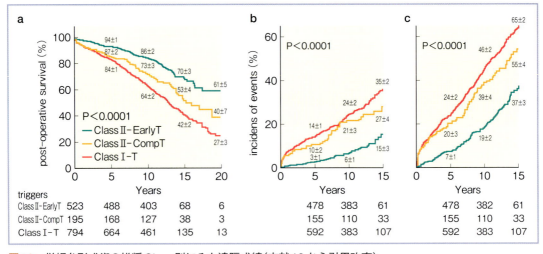

図10　僧帽弁形成術の推奨Class別にみた遠隔成績（文献13から引用改変）
a. 生存率，b. 心不全，c. 死亡・心不全．

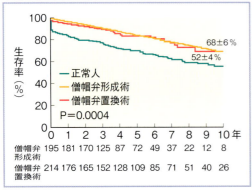

図11　僧帽弁の形成術と置換術の遠隔成績（文献14から引用改変）

弁形成65歳，弁置換64歳であり，有意差はなかった．術前は弁形成において心不全症例（58％ vs. 76％），心房細動症例（41％ vs. 53％）が少なく，LVEF（63％ vs. 60％）は有意に良好であった．10年生存率は弁形成68％，弁置換は52％であり（P＝0.0004）（図11），手術死亡率は弁形成2.6％，弁置換10.3％であった（P＝0.002）．形成術後の遠隔期生存率はその年代の健康人のそれと違わなかった．僧帽弁術後のLVEFは弁形成でも弁置換でも術前に比し低下するが，その低下は弁形成のほうが少なかっ

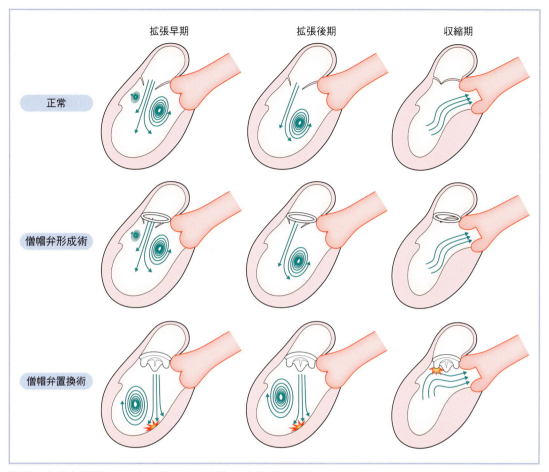

図12 左室内渦流(vortex)のパターン(文献15から引用改変)

た．多変量解析において弁形成は全死亡率(HR 0.39, P=0.00001)，手術死亡率(OR 0.27, P=0.026)，遠隔期生存率(HR 0.44, P=0.001)，術後LVEF(P=0.001)に関して良好な独立因子であった．

弁形成の成績が弁置換に優る大きな理由の一つは，弁形成においては僧帽弁から左心室までの組織全体の統合性が保たれるため，心機能をより維持することができることであろう．また遠隔期においては，弁形成は人工弁特有のリスク，つまり機械弁における血栓塞栓症や抗凝固に関係する出血性合併症，あわせて生体弁の構造劣化を回避できるという利点がある．

さらに最近の術中心エコーにてvector flow mappingによる左室内vortexを観察した研究[15]では，弁形成においては術後の左室内vortexが術前と同様にnormal patternを示すが，生体弁では左室内vortexが逆向きとなり，abnormal patternを示すようになり(図12)，左室内でのエネルギー損失が大きいことが示された．エネルギー損失が左心機能，ひいては患者予後に関係するかは不明であるが，興味深い知見である．

9 弁形成術の基本的コンセプト(表1)

僧帽弁形成術を行ううえで，機能不全がどのタイプであっても基本的なコンセプトは3つで

表1 僧帽弁形成術の3原則

① Preserve or restore full leaflet motion
② Create a large surface of coaptation
③ Remodel and stabilize the entire annulus

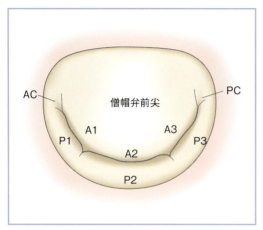

図13　僧帽弁地図(文献2から引用改変)

ある[2]（**表1**）．この3つが満たされた時に初めて患者の一生涯に渡り機能を維持する形成術が可能となる．十分なcoaptationとは前尖・後尖の接合が8mm以上，そして基本は1病変，1手術手技である．

10 僧帽弁地図（図13）

　図13は僧帽弁の地図である．通常，僧帽弁後尖は解剖学的に3つのscallopに分けられる．前外側交連部(AC)から後内側交連部(PC)に向かってP1，P2，P3と呼ぶ．また前尖そのものはscallopに分かれてはいないが，後尖に相対する部分をA1，A2，A3と呼ぶ．この呼び方は世界共通の共通言語である．したがって弁尖に逸脱がある場合に，「A2からA3にかけて逸脱が認められる」「P2の中央部に石灰化がある」など，僧帽弁弁尖の病変の部位・広がりを表現するのになくてはならない地図である．

11 TypeⅠ機能不全に対する僧帽弁形成手技

　Carpentierが提唱したリングによって拡大した弁輪の形を整え，安定化させる方法（**表1**の基本的コンセプトの3つ目）がTypeⅠ機能不全の手術手技になっている．僧帽弁尖と僧帽弁輪はドアとそのフレームに例えられる．フレームが歪んでいればドアの大きさと形に合うようにフレームを修理する必要がある．

　図14aは正常の収縮期の僧帽弁であるが左右対称の卵形をしており，横径Tは前後径Aより大きく，その比は4：3となっている．TypeⅠ機能不全ではAがTよりも大きくなり，左右対称の場合（**図14b**）と非対称（**図14c**）の場合があるが，いずれにしてもリングによって正常のA/T比と左右対称性を得ることができる（**図14d**）．

　リングのサイジングは非常に重要である．基本的には前尖の大きさと形にあわせて弁輪をリモデリングするので，実際に計測するのは前後の両交連間距離と前尖のA2部分の弁輪部から自由縁までのいわゆる高さである．まず交連間距離に一致する人工リングのサイザーを選び，そのサイザーが前尖の高さと一致すればそのサイズのリングがjust sizeである．前尖の高さには弁腹のclear zoneと後尖との接合部であるrough zoneが含まれているが，rough zoneは収縮期に後尖と接合する時には左室側に折れ込むので，弁口の残りの部分は後尖のclear zoneが補う形となる．ただしこれは前尖のrough zoneと後尖のclear zoneの高さが同じという仮定に基づいている．もし後尖の高さが高い場合はリングサイズをワンサイズ大きくしてもよいし，また小さければワンサイズ小さくする必要があるかもしれない．

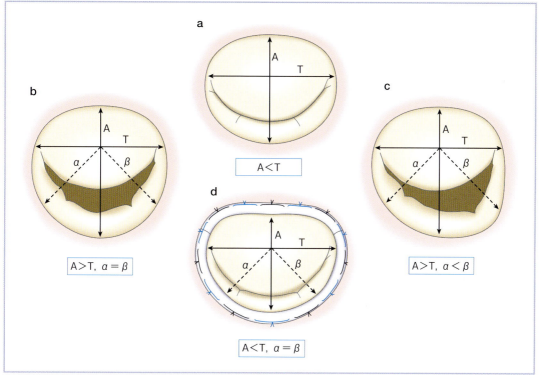

図14 僧帽弁輪リモデリングのコンセプト(文献2から引用改変)
a. 正常弁輪, b. 対称性弁輪拡大, c. 非対称性弁輪拡大, d. 弁輪リモデリング.

12 前尖TypeⅡ機能不全に対する僧帽弁形成術

a. 限局した逸脱の場合

　前尖の逸脱が非常に小さくて, 前尖の自由縁の1/5以下の場合は三角切除・縫合が可能である[2]. その場合は切除する二等辺三角の高さが底辺よりやや長くなるように切除し, その2辺はやや内側に凸になるようにする. 縫合は5-0または6-0 monofilament糸を用い, 弁尖が縮まないように連続ではなく結節で縫合するのが原則である. 結び目が左房側になり, それによって起こるであろう後尖との擦過を避けたい場合は, 結び目を左室側に置く結節方法も有効であると思われる.

b. 広い範囲の逸脱の場合(図15)

　僧帽弁の弁尖の役割は前尖と後尖で大きく異なる. 収縮期に弁尖が閉鎖する際には弁口面積のほとんどの部分を前尖がカバーする形になっており, 前尖は基本的に面積を損なうことはできない. したがって広い範囲の逸脱の場合(図15a)はGORE-TEX suture CV4またはCV5による人工腱索作成を行う. GORE-TEX sutureを逸脱している部分に対応する乳頭筋のtipのfibrousな部分に縫着する(図15b, c). われわれはプレジットで補強して乳頭筋のtipに縫着している. そのペアのsutureを弁尖のrough zoneに心房側から心室側に抜き, 再度心房側に出し, 弁輪の高さで1つ結び目を作っておき水試験を行う(図15d). 前尖の半分の逸脱で2対, 全体の逸脱で4対作成する. 重要なことは作成した腱索が正中を越えないことである. ま

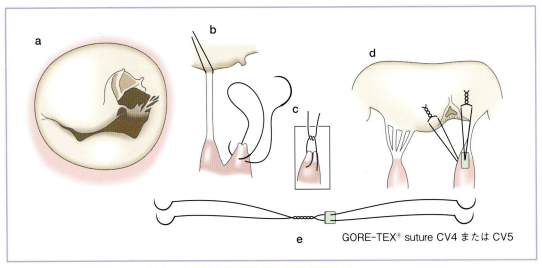

図15 僧帽弁前尖TypeⅡに対する人工腱索作成（文献2から引用改変）
a. A3逸脱, b. 乳頭筋への人工腱索縫着, c. 乳頭筋への人工腱索結紮, d. 後乳頭筋から2対の人工腱索作成, e. 乳頭筋への1ヵ所縫合から2対の人工腱索作成.

た1つの乳頭筋から何対もGORE-TEX sutureを縫着する際には1つのプレジットに2対のGORE-TEX sutureを付けるようにすると乳頭筋への縫着が少なくて済み便利である（図15e）.

人工腱索を作成する場合のポイントは腱索長の調節であるが，弁輪平面の高さで1つだけ結び目を作った後に水試験をし，逆流が概ねなくなっていれば，リングを先に縫着する．その後水試験を繰り返しながら完全に僧帽弁からの漏れがなくなるまで長さを微調整する.

13 後尖TypeⅡ機能不全に対する僧帽弁形成術

a. 限局した逸脱の場合（図16）

後尖においてはP2の高さが20 mm以下で（図16a），そのscallopの弁輪長の1/3以下の自由縁の逸脱の場合は三角切除で対応できる（図16b）．三角の二等辺三角形の高さは底辺の長さより大きくとり，また二等辺は三角形の内側にやや凸になるように切る（図16c, d）．縫合は結び目が左房側に来るようにも（図16e, f），左室側に来るようにもできるが，左室側に来るようにするほうが（図16g），左房側表面がスムーズになり，また開閉する際に相対する前尖のrough zoneを傷つけない.

b. 比較的広い逸脱の場合

逸脱している自由縁が1つのscallopの弁輪長の1/3よりも広い場合は四角切除を行うほうが安全である．というのは広い範囲の逸脱を三角切除で無理に形成しようとすると，縫合して合わせた弁尖が腱索で引っ張られ（tetheringを生じ），左室側に落ち込み逆流の原因になる（curtain effect）（図17）．また，P2の三角切除の場合，P1，P2とのindentが開いてしまい，そこから逆流が起こる場合もある．四角切除をした部分の弁輪長が20 mm以下であれば，その部分は弁輪縫縮が可能である．その後に弁尖の縫合を行う.

c. 広範囲な逸脱の場合（図18）

四角切除をした部分の弁輪長が20 mmを超える場合は（図18a），その部分の弁輪縫縮は1ヵ所ではできないのでsliding plastyを併用する．その場合両サイドにX/2だけ切り込み（図18b,

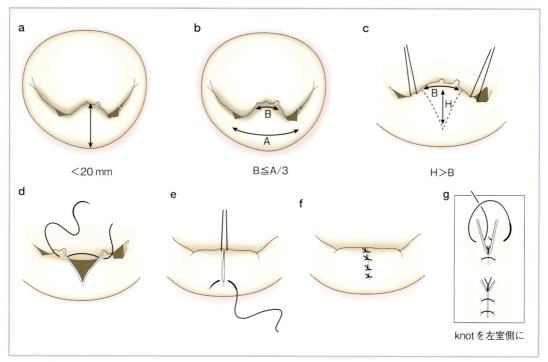

図16 僧帽弁後尖TypeⅡに対する三角切除・縫合（文献2から引用改変）
a. 後尖の限局した逸脱，b. scallopの弁輪長の1/3までの逸脱は三角切除が可能，c. 三角切除の形態，d. 三角切除縫合の運針（自由縁），e. 三角切除縫合の運針（弁輪側），f. 左房側に結び目，g. 左室側に結び目を作る縫合．

c）．弁輪を数針のcompression sutureにて縫い縮めたうえで弁尖を縫合する（図18d）．この際に後尖の高さが20 mm以上あるようであれば，収縮期前方運動systolic anterior motion（SAM）による左室流出路狭窄を防止する目的でslidingした部分を三角に切り込み高さを減弱する[2]（図18e）．最近ではこのような広範な逸脱には後尖であっても人工腱索作成がなされる方向になっている（respect rather than resect）[16]．

14 交連部TypeⅡ機能不全に対する僧帽弁形成術

a. 限局した逸脱の場合

逸脱の部分を左室側に落とし込むような形で縫い込んでしまうこと（plication）も可能であるし，またその部分を三角切除・縫合も可能である．

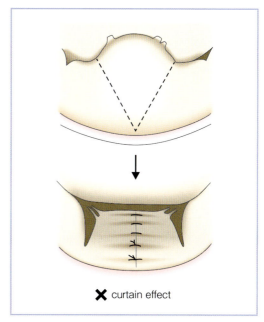

図17 過剰なP2三角切除によるcurtain effect（文献2から引用改変）

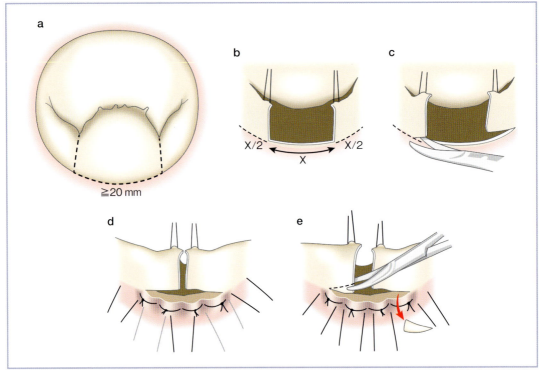

図18 僧帽弁後尖広範囲TypeⅡに対するsliding plasty（文献2から引用改変）
a．広範囲な後尖逸脱，b．四角切除後さらにその幅の1/2を弁輪に沿って切開，c．弁尖の高さが20mm以下の場合，d．弁輪のcompression suture，e．弁尖の高さが20mm以上の場合は弁尖を三角に切り込む．

b．比較的広い逸脱の場合

　四角切除を余儀なくされるので，弁輪縫縮も必要となる．逸脱部分を切除・縫合する際にそのまま縫合すると弁輪から弁尖先端まで比較的長い距離を閉鎖してしまうことになり，狭窄の懸念があるため，私は四角切除をした後に弁尖の断端の中ほどを弁輪に縫着するfolding plastyを交連部病変にも好んで用いている[17]．

　以上TypeⅠとTypeⅡの機能不全に対する基本的な術式を述べたが，実際にはこれらの複合により逆流が生じる場合も多い．その場合もこれらの基本的手技の組み合わせで対応が可能である．いずれにしても「1病変，1手術手技」に従い対処していくことが肝要である．

15　収縮期前方運動（SAM）の発症機序と対策

　SAMが発症する病態は，肥厚性閉塞性心筋症，高度大動脈弁狭窄症，僧帽弁乳頭筋異常，そして僧帽弁形成術後に起こりうる．僧帽弁形成術後にSAMが起こる大きな要因として弁尖組織のvolumeと弁輪サイズのアンバランスがある．そして特に後尖の高さが高い（20mm以上）場合には起こりやすい[2]．したがって後尖の形成の際に後尖の高さが20mm以上ある場合は，後尖の高さを減弱させる手技を行う必要がある．古典的にはCarpentierが提唱する前述のsliding plastyを行う[2]（図18e）．最近ではより簡略化した形で後尖の高さを減弱させるfolding plasty[17]（図19）や，その変法[18,19]が報告されている．また後尖を"respect rather

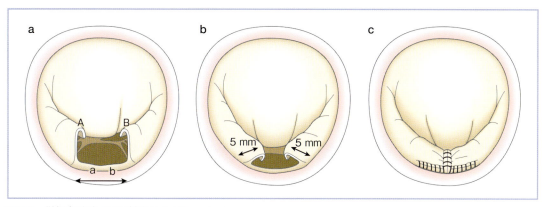

図19 僧帽弁後尖P2に対するfolding plasty
a. 10mm幅の四角切除，b. 弁輪から5mmの幅で弁尖を弁輪に縫着，c. P2 height を 5mm↓．

than resect"というコンセプトで，人工腱索を用いて形成する方法[16]も最近なされるようになり，その場合は後尖の人工腱索の弁尖に縫合する位置や長さを変えて前・後尖のclosure lineを後方に後尖弁輪に平行になるように調節する．

術中にSAMが起こった場合はほとんどの場合，保存的な対処で乗り切ることができる．それでもSAMが解除できずに血行動態に影響する場合はsecond pump runにてfolding plastyを追加したり，後尖を弁輪に沿って切除・縫合したりして，後尖の高さを減弱する．またリングサイズを大きくするか外してしまうことも1つの方法である．

16 edge to edge technique（Alfieri technique）

現在日本でもカテーテルによる僧帽弁のedge to edge techniqueであるMitraClip®の治験が行われており，その30例のエントリーが終了した．MitraClip®はカテーテルで行うedge to edge techniqueであるので，その理解を深める意味でも，手術で行われているedge to edge techniqueがどのようなものか詳述する．

この手技はAlfieriらのグループで1990年代に行われていたが，このテクニックだけを取り上げた最初の報告はMaisanoらによる[20]（図

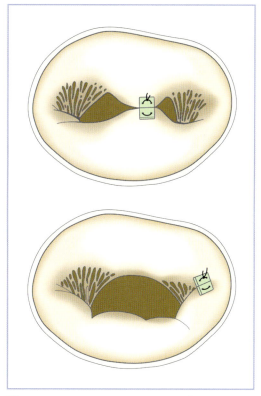

図20 edge to edge technique（Alfieri technique）
前尖・後尖を逸脱部で縫合．

20）．その報告では，僧帽弁の特に前尖逸脱のような当時は複雑と考えられていた病変に対して有効であり，簡単で，再現性をもって速くでき，また僧帽弁の視野が悪い時にも有用である

としている．さらにAlfieriらは，僧帽弁尖中央部のedge to edge techniqueによって，double orificeにした症例を報告した[21]．861例のMRに対する僧帽弁形成術がなされた症例のうち，edge to edgeを行った症例は260例（30％）であった．対象となった病変は両尖逸脱148例，前尖逸脱68例，後尖逸脱に弁輪石灰化を伴った例31例であった．病因としては変性疾患80.8％，リウマチ性9.6％，感染性心内膜炎6.1％，虚血性2.3％であった．病院死亡は0.7％，5年生存率は94.4％，5年再手術回避率は90％であった．再手術回避率はリウマチ性MR，弁輪形成を行っていない患者で低かった．さらに弁輪形成を行わなかったedge to edge techniqueの最長18年の遠隔成績を同グループのDe Bonisらが報告した[22]．変性疾患MRの61例のうち36例は弁輪石灰化のため，25例は弁輪拡大がなかったため弁輪形成がなされなかった．病院死亡は1.6％，12年再手術回避率は57.8％，12年の3度以上のMR回避率は43％であった．退院時1度を超えるMRはMR3度以上の再発MRのリスクファクターであった（HR 3.8，P＝0.001）．変性疾患MRに対する弁輪形成を行わないedge to edge techniqueの遠隔成績は満足できるものではなかったと結論付けている．ただその中でも早期の残存MRが1度以下の場合は容認できる遠隔成績であった．

17 僧帽弁形成術の遠隔成績

Carpentierらのグループは"very long-term results"として，MRに対していわゆるCarpentier's techniqueによる弁形成の20年以上の成績を報告した[23]．対象は1970～1984年に行われた最初の連続162例で，90％が変性疾患であり，10％が感染性心内膜炎であった．平均年齢は56歳，男性は64％で，NHYA ⅢまたはⅣの心不全患者は59％，心房細動は45％の患者に認めた．Carpentierの機能不全分類では，TypeⅡ機能不全の逸脱が94％を占め，後尖逸脱が57％，前尖逸脱が17％，両尖逸脱が19％であった．手術手技としては全例にリングによる弁輪形成がなされ，弁尖再建78％，腱索の短縮または移行が30％になされた．30日死亡が1.9％，30日以内の再手術が1.9％であった．151例で中央値17年（1～29年）間の追跡が可能であった．20年生存率は48％であり，これは同年代の正常人の生存率と似通っていた．心臓死は19.3％，心脳血管イベントは26％で認めた．再手術は20年間で7人に行われた．再手術回避率は前尖・両尖逸脱が後尖逸脱に比し有意に低かった．

またDavidらは人工腱索作成にて行った僧帽弁形成術の25年間の経験を報告した[24]．対象は1986～2004年に行った606例の変性疾患によるMRの患者で，平均年齢は57歳，74％が男性であった．前尖逸脱が17.6％，後尖逸脱が29.5％，両尖逸脱が52.9％であった．逸脱は2～38本（平均13本）のGORE-TEX®の人工腱索作成で形成された．平均追跡期間は10.1年であった．早期死亡は0.8％，106例の遠隔死亡であった．18年の再手術回避率は90.2％，中等度以上の逆流再発回避率は67.5％であった．前尖逸脱は再手術の規定因子であった．

18 MRの再発

Suriらは自験例において，変性疾患に対する僧帽弁形成術の遠隔期において2度以上のMRが再発した症例の検討を行った[4]．1,218例の僧帽弁形成術のうち，中間値11.5年で再発MRを起こした症例は133例であった．それらのコホート研究において遠隔死亡の決定因子の中にMRの再発が含まれていた（多変量解析，HR 1.72，95％ CI 1.24-2.39，P＝0.002）．またMR再発の危険因子として多変量解析においては，年齢，1996年以前の手術，高血圧，90分を超える人工心肺，手術室での軽度以上のMRが含まれており，また前尖，両尖の形成は後尖の形成より再発のリスクが高かった．一方，切除縫

合手技．弁輪リングを使うことはリスクの有意な減少になっていた．図21に示すように，手術室での軽度以上の遺残MR（図21a），前尖に対する形成（図21b），リングによる弁輪形成を行っていない場合（図21c）は有意にMRの再発率が高かった．このことからも術中心エコー評価は非常に重要であることがわかる．

19 低侵襲僧帽弁手術

右小開胸による僧帽弁形成術は次第に市民権を得てきている．しかしながら現在までに右小開胸の僧帽弁形成術と正中切開のそれを比較した無作為試験は存在しない．最近Langeら[25]は，自施設の右小開胸と正中切開の単独僧帽弁形成術の成績をリスク調整を行ったうえで比較した．合計745人の患者のうち，右開胸で行われたのが501例（67％）で，正中切開は244例（33％）であった．リスク調整後にそれぞれ97例ずつで比較検討された．右小開胸において人工心肺時間（120min vs. 99min，P＜0.001），大動脈遮断時間（86min vs. 74min，P＜0.001）は有意に長かった．手術死亡率（0％ vs. 1％，P＝0.13）には差がなかった．また輸血量，人工呼吸器時間，在院日数は両者で差がなかった．5年生存率（93.5％ vs. 87.4％，P＝0.556）ならびに再手術回避率（93.3％ vs. 97.9％，P＝0.157）は両者で差がなかった．またSF-36アンケートによる機能的，心理的な面でも両者に差はなかった．美容面で勝る右小開胸手術は，正中切開と同様に安全かつ手術の質を落とすことなく行うことが可能であったと結論付けた．

Suriら[26]は，変性疾患によるprimary MRに対してロボットによる僧帽弁形成術を行った症例487例に対する早期，遠隔期手術成績を報告した．平均年齢56歳，男性74％，LVEF 65％であった．単純症例が59％，複雑症例が41％であった．5年生存率は99.5％で，NYHA Ⅰ/Ⅱは97.9％にみられた．5年間の中等度～高度のMR回避率は94.6％，再手術回避率は97.7％であり，

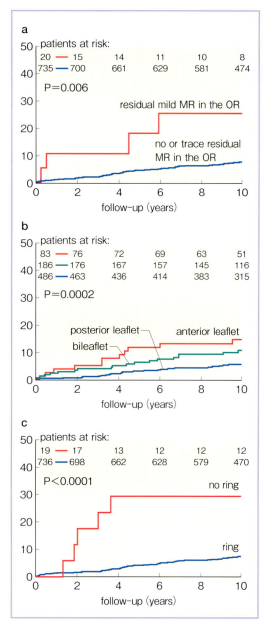

図21 僧帽弁形成術後の再発率
a. 手術室での遺残MR，b. 逸脱の部位，c. リングの使用．

単純病変，複雑病変で差はなかった．これはロボット手術の経験が豊富なMayo Clinic（三次病院）の成績であるが，ロボット手術による僧帽弁形成術の成績は極めて良好であり，従来の方法だけでなく，MitraClip®のようなカテーテルによる形成術の代替になる可能性がある．

それでは日本における低侵襲僧帽弁手術の現

表2 僧帽弁輪デバイスのノモグラム
a. Physio II Ring™, b. CG Future Ring/Band™.

a.

Physio II Ring	24	26	28	30	32	34	36
弁口面積 (mm²)	279	328	383	449	521	597	687
BSA (m²)							
1.2	233	273	319	374	434	498	573
1.3	215	252	295	345	401	459	528
1.4	199	234	274	321	372	426	491
1.5	186	219	255	299	347	398	458
1.6	174	205	239	281	326	373	429
1.7	164	193	225	264	306	351	404
1.8	155	182	213	249	289	332	382
1.9	147	173	202	236	274	314	362
2.0	140	164	192	225	261	299	344
2.1	133	156	182	214	248	284	327
2.2	127	149	174	204	237	271	312

b.

CC Future Band	24	26	28	30	32	34	36
弁口面積 (mm²)		332	382.8	437.4	496.3	559.2	625.1
BSA (m²)							
1.2		277	319	365	414	466	521
1.3		255	294	336	382	430	481
1.4		237	273	312	355	399	447
1.5		221	255	292	331	373	417
1.6		208	239	273	310	350	391
1.7		195	225	257	292	329	368
1.8		184	213	243	276	311	347
1.9		175	201	230	261	294	329
2.0		166	191	219	248	280	313
2.1		158	182	208	236	266	298
2.2		151	174	199	226	254	284

状はどうであろうか．2008～2012年の間にJACVSD(Japan Adult Cardiovascular Surgery Database)に登録された単独僧帽弁形成術は210施設で6,137例であった[27]．そのうち5,381例が胸骨正中切開での手術であり，756例(12.3%)が右開胸による手術であった．リスク調整した後，病院死亡は正中切開が1.1%，右開胸が0.5%で統計学的差はなかった．また脳梗塞，腎不全，長期人工呼吸の頻度は両者で同等であったが，縦隔洞炎の発症率は正中切開のほうが有意に頻度が高かった(0.7% vs. 0%, P<0.01)．一方，出血再開胸の頻度は右開胸のほうが有意に高かった(2.9% vs. 1.4%, P<0.01)．また年間10例以上行っている施設の病院死亡は認めなかったが，年間10例以下の施設の病院死亡は1.5%であった(P<0.05)．

20 機能的僧帽弁狭窄症

Mesanaら[28]は，変性疾患によるMRに対して弁輪形成を伴う弁形成を行った症例に対して，術後平均4年で運動負荷をかけて107人の患者の機能評価を行った．平均年齢は60歳，6割の患者で後尖のみのバンド(CG Future Band™)を用いた弁輪形成を，4割の患者で全周性のリング(Physio II Ring™)を用いた弁輪形成を行った．運動負荷心エコーを行い，右室収縮期圧が60 mmHg以上または拡張期平均圧較差15 mmHg以上を機能的僧帽弁狭窄と定義した．リングでは実に半分以上の患者で定義上の狭窄を認めた．一方バンドでは17%で狭窄を認めた．われわれはリングの症例で運動負荷心エコーを行い，約3割の患者で狭窄を認めた[29]．これはjust sizeのリングを使っていての結果である．前述の通りリングサイズは前尖のdimensionに基づいて決めるが，体の大きさと前尖の大きさが必ずしもマッチしているとは限らず，狭窄を防ぐためには体表面積に応じたサイズ以上のリングを使用する必要がある．われわれの分析では体表面積当たりのring orifice areaが280 mm²/m² BSA以上のリングを用いる必要がある．僧帽弁形成においても，大動脈弁置換術

におけるpatient prosthesis mismatch（PPM）と同様に，patient ring mismatch（PRM）が存在すると考える．Physio II Ring™，CG Future Ring/Band™でPRMを防ぐためにはそれぞれ表2のように赤色のサイズを避ける必要がある．このことは特に運動機能を十分に維持している患者に対するearly surgeryを行うためには重要であり，術前の三次元心エコーでの前尖のdimension計測に基づいて，もし体表面積にマッチするサイズのリングが選べないようであれば，early surgeryではなく，watchful waitingを行い，なにかトリガーが出現するまで待つほうがよいかもしれない．

おわりに

いわゆる「良い手術」とは次の3つの条件を満たすものであると考える．

①ある一定の技術をもつ外科医が容易に学ぶことができる（手技の再現性）．
②修練医に容易に的確に手技を伝えることができる（手技の伝達）．
③継続的な修正・改善が可能である（手技の改善）．

この3つが可能な手術手技が次世代に継承され，長きに渡って患者に恩恵を与えることができ，それがいわゆる「良い手術」と思われる[30]．40年の歴史を経て脈々と伝えられている僧帽弁形成術はまさにこの条件に当てはまる．そして20年以上の遠隔成績をみても，その年齢の健康人の平均余命と一致する僧帽弁形成術はある意味完成の域に入ったようにみえる．

確かに僧帽弁形成術は心不全を適応の中心とし，MRを完全に制御することでその地位を得てきた．しかしながら時代の要請は，手術適応のトリガーのない，いわゆるearly surgeryであり，現在求められているのは，MRの完全制御だけではなく，いかに術後に運動能力を維持できるかという，機能的完全性が求められるようになっている．今後はこの点からも術式のさらなる改良が求められる．僧帽弁形成術における挑戦はまだまだ続くのである．

● 文献

1) Nishimura, RA et al：2014 AHA/ACC guideline for the Management of Patients With Valvular Heart Disease：a report of the American College of Cardiology/American Heart Association Task Force on Practice Guidelines. Circulation 2014；129：e521-e643
2) Carpentier, A et al：Carpentier's Reconstructive Valve Surgery. Saunders, Maryland Heights, 2010
3) Grewal, KS et al：Effect of general anesthesia on the severity of mitral regurgitation by transesophageal echocardiography. Am J Cardiol 2000；85：199-203
4) Suri, RM et al：Effect of Recurrent Mitral Regurgitation Following Degenerative Mitral Valve Repair：Long-Term Analysis of Competing Outcomes. J Am Coll Cardiol 2016；67：488-498
5) Tribouilloy, CM et al：Impact of preoperative symptoms on survival after surgical correction of organic mitral regurgitation：rationale for optimizing surgical indications. Circulation 1999；99：400-405
6) Enriquez-Sarano, M et al：Echocardiographic prediction of survival after surgical correction of organic mitral regurgitation. Circulation 1994；90：830-837
7) Tribouilloy, C et al：Survival implication of left ventricular end-systolic diameter in mitral regurgitation due to flail leaflets a long-term follow-up multicenter study. J Am Coll Cardiol 2009；54：1961-1968
8) Ghoreishi, M et al：Pulmonary hypertension adversely affects short- and long-term survival after mitral valve operation for mitral regurgitation：implications for timing of surgery. J Thorac Cardiovasc Surg 2011；142：1439-1452
9) Coutinho, GF et al：Negative impact of atrial fibrillation and pulmonary hypertension after mitral valve surgery in asymptomatic patients with severe mitral regurgitation：a 20-year follow-up. Eur J Cardiothorac Surg 2015；48：548-555；discussion 555-556
10) Rosenhek, R et al：Outcome of watchful waiting in asymptomatic severe mitral regurgitation. Circulation 2006；113：2238-2244
11) Kang, DH et al：Comparison of early surgery versus conventional treatment in asymptomatic severe mitral regurgitation. Circulation 2009；119：797-804
12) Suri, RM et al：Association between early surgical

intervention vs watchful waiting and outcomes for mitral regurgitation due to flail mitral valve leaflets. JAMA 2013 ; 310 : 609-616

13) Enriquez-Sarano, M et al : Is there an outcome penalty linked to guideline-based indications for valvular surgery? Early and long-term analysis of patients with organic mitral regurgitation. J Thorac Cardiovasc Surg 2015 ; 150 : 50-58

14) Enriquez-Sarano, M et al : Valve repair improves the outcome of surgery for mitral regurgitation. A multivariate analysis. Circulation 1995 ; 91 : 1022-1028

15) Akiyama, K et al : Flow-dynamics assessment of mitral-valve surgery by intraoperative vector flow mapping. Interact Cardiovasc Thorac Surg 2017 (in press)

16) Perier, P et al : Toward a new paradigm for the reconstruction of posterior leaflet prolapse : midterm results of the "respect rather than resect" approach. Ann Thorac Surg 2008 ; 86 : 718-725 ; discussion 718-725

17) Spencer, FC et al : Recent developments and evolving techniques of mitral valve reconstruction. Ann Thorac Surg 1998 ; 65 : 307-313

18) Asai, T et al : Butterfly resection is safe and avoids systolic anterior motion in posterior leaflet prolapse repair. Ann Thorac Surg 2011 ; 92 : 2097-2102 ; discussion 2102-2103

19) Sawazaki, M et al : Hourglass-shaped resection technique for repair of tall mitral valve posterior leaflet prolapse. J Thorac Cardiovasc Surg 2013 ; 146 : 275-277

20) Maisano, F et al : The edge-to-edge technique : a simplified method to correct mitral insufficiency. Eur J Cardiothorac Surg 1998 ; 13 : 240-245 ; discussion 245-246

21) Alfieri, O et al : The double-orifice technique in mitral valve repair : a simple solution for complex problems. J Thorac Cardiovasc Surg 2001 ; 122 : 674-681

22) De Bonis, M et al : Long-term results ($\leq$18 years) of the edge-to-edge mitral valve repair without annuloplasty in degenerative mitral regurgitation : implications for the percutaneous approach. Circulation 2014 ; 130 (11 Suppl 1) : S19-S24

23) Braunberger, E et al : Very long-term results (more than 20 years) of valve repair with Carpentier's techniques in nonrheumatic mitral valve insufficiency. Circulation 2001 ; 104 (12 Suppl 1) : I8-I11

24) David, TE et al : Chordal replacement with polytetrafluoroethylene sutures for mitral valve repair : a 25-year experience. J Thorac Cardiovasc Surg 2013 ; 145 : 1563-1569

25) Lange, R et al : Right Minithoracotomy Versus Full Sternotomy for Mitral Valve Repair : A Propensity Matched Comparison. Ann Thorac Surg 2016 Sep 9 [Epub ahead of print]

26) Suri, RM et al : Robotic Mitral Valve Repair for Simple and Complex Degenerative Disease : Midterm Clinical and Echocardiographic Quality Outcomes. Circulation 2015 ; 132 : 1961-1968

27) Nishi, H et al : Propensity-matched analysis of minimally invasive mitral valve repair using a nationwide surgical database. Surg Today 2015 ; 45 : 1144-1152

28) Mesana, TG et al : Clinical evaluation of functional mitral stenosis after mitral valve repair for degenerative disease : potential affect on surgical strategy. J Thorac Cardiovasc Surg 2013 ; 146 : 1418-1423 ; discussion 1423-1425

29) Doi, K et al : Annuloplasty Ring Size Determines Exercise-induced Mitral Stenosis Severity after Valve Repair. J Heart Valve Dis 2015 ; 24 : 744-751

30) 夜久　均ほか：CABG技術の伝承について．循環器内科 2016；80：228-235

（夜久　均・沼田　智）

4 secondary MRの手術はいつどのように施行する？

はじめに

2008年以来初の改訂となる2014年度版ACC/AHA弁膜症ガイドラインでは治療法の進歩により成績が向上したため，治療介入閾値の引き下げが行われ，これにより弁膜症手術適応患者の範囲が拡大している．

本稿ではこれらのガイドラインおよび最近のエビデンスを基に，機能性僧帽弁閉鎖不全症（二次性僧帽弁逆流secondary mitral valve regurgitation；secondary MR）に対する，1. 積極的な手術が推奨される病態，2. 手術が推奨されない病態，3. 手術適応の決定に有用な検査，4. 弁置換 vs. 弁形成の有用性と問題点，について詳述する．

1 secondary MRに対して積極的な手術が推奨される病態

2014年度版AHA/ACCガイドラインでは機能性僧帽弁閉鎖不全症をsecondary MRとして変性性MRと分けて説明されており，その手術適応も分けて示されている．secondary MRにおけるMRの原因は弁自体の異常ではなく，左室拡大に伴う弁輪の拡大および乳頭筋の心尖，外側方向への変位によって前尖・後尖が左室方向へ引っ張られる（tethering）が弁の接合位置を深くし，弁の接合を少なくし，MRを起こしていると考えられている．

左室拡大の原因が虚血性心筋症ischemic cardiomyopathy（ICM）に伴う場合，これをICM-MR，左室拡大が拡張型心筋症dilated cardiomyopathy（DCM）による場合をDCM-MRと呼ぶが，ICM，DCMはそれぞれ多様な病因・病態があるので，secondary MRの治療も多様となる．

手術としては人工弁輪を用いて弁輪を縮縮させるrestrictive mitral annuloplasty（RMA），開大した前後乳頭筋間を縫縮するなどの僧帽弁弁下修復手術（図1）[1~3]，僧帽弁置換術などがある．

a. CABGに合併した重度secondary MR

2014年度版AHA/ACCガイドラインでは，内科治療抵抗性の重度secondary MRに対して僧帽弁手術を考慮することがClass IIa，IIb（手術は妥当，考慮してもよい）で推奨されているが（表1），2012年のESCのガイドラインと比較すると，secondary MRに対する手術にやや慎重な姿勢がみられる．変性性MRに比べてsecondary MRは，病因と，病因に関与する心機能にばらつきが多く，ガイドラインが根拠とするエビデンスレベルは高くなく，エビデンスを理解するうえにおいては対象患者に注意する必要がある．その中で両ガイドラインで手術が妥当以上で推奨されるのは，他の手術に合併した重度のsecondary MRとなる．これに関しては，多くの研究により冠動脈バイパス術coronary artery bypass grafting（CABG）だけでは重度secondary MRが改善しないことが示されており[4]，重度MRを放置して他の開心術だけで手術侵襲を乗り越えることができないであろうという臨床的判断によっており，これは多くの外科医によって支持される意見であろう．しかし

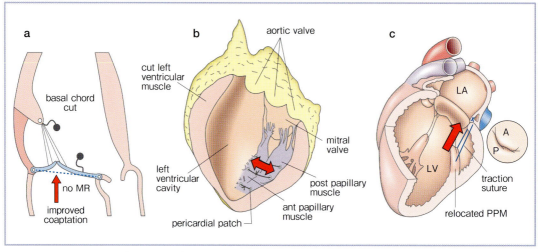

図1 secondary MRに対する僧帽弁弁下修復手術
a. chordal cutting, b. papillary muscle approximation, c. papillary muscle traction.

表1 欧米のガイドラインにみる機能性僧帽弁逆流(secondary MR)の手術適応

ESC 2012	AHA/ACC 2014
(Class Ⅰ：手術すべき) • CABGに合併したLVEF＞30％の重度 secondary MRに対する僧帽弁手術	
(Class Ⅱa：手術が妥当) • CABGに合併した中等度 secondary MRに対する僧帽弁手術 • CABGに合併したLVEF＜30％だが，viabilityのある重度 secondary MRに対する僧帽弁手術	• 他の心臓手術（AVR/CABG）に合併した重度 secondary MRに対する僧帽弁手術
(Class Ⅱb：手術を考慮してもよい) • CABGを行わないLVEF＞30％の重度 secondary MRに対する僧帽弁手術（最大限の内科治療でも有症状の場合）	• 有症状（NYHA Ⅲ/Ⅳ度）の重度 secondary MRに対する僧帽弁手術 • 他の心臓手術に合併した中等度 secondary MRに対する僧帽弁形成術

(ESC 2012年度版，AHA/ACC 2014年度版ガイドラインから引用改変)

ながらCABGに伴った重度 secondary MRを治すことが長期予後を改善するかについてはそれを証明したエビデンスレベルの高い無作為化比較対照試験 randomized control trial(RCT)はなく，長期予後に関しては僧帽弁手術の有無ではなくて左室側壁の viability が重要であるという報告もある[4]．Bollingらによって RMA の有用性が報告された LVEF＜30％の低心機能に伴った重度 secondary MR(ICM，DCMともに含む)に関しても，propensity match させた内科治療群との遠隔期成績の比較においてはRMAの有用性は認められていない．しかしながらESCガイドラインにあるようにLVEF＜30％であっても心筋 viability があり，CABGによる心機能改善が期待できる症例の重度 secondary MRに対する僧帽弁手術の追加に関しては，多くの外科医が賛同するところと思われる．

b. CABGに合併した中等度 secondary MR

一方，他の心臓手術に合併した中等度のsecondary MRに対する僧帽弁手術に関しては意見の分かれるところである．心筋梗塞後の患者の予後は残存するMRの程度が軽度であっても，また明らかな心不全症状がなくても不良になること，中等度ICM-MRに対してCABGのみを行った症例では残存MR群で5年生存率が低かったことなどから，中等度MRであってもCABGにRMAを追加することを積極的に勧める報告がある．一方で心筋viabilityが高い症例，両乳頭筋のdyssynchronyがない症例においてはCABG単独でもほとんどの中等度MRは改善したとの報告もある[5]．予後に関しても中等度MRを伴った症例での単独CABGとCABG＋僧帽弁手術の成績をretrospectiveに比較した研究では僧帽弁手術を追加した群で周術期の死亡率が高くなるが，5年生存率は変わらなかったと報告されている．

以上の議論に基づき，中等度のsecondary MRを伴ったICM症例におけるCABGへの僧帽弁形成術の付加効果（単独CABG vs. CABG＋僧帽弁輪形成術（弁輪縫縮）（RMA））について2つのRCTが報告されている．1つはイタリアの単施設からのもので，平均LVEF：43％，Dd：58mmの中等度ICM-MRの患者102人を無作為に単独CABGまたはCABG＋僧帽弁輪形成術（弁輪縫縮）（RMA）に振り分けた．術後平均観察期間が32±18ヵ月と短く，生命予後の差をみるには至っていないが，CABG単独で中等度MRが改善した症例は40％に過ぎず，RMA追加群でのみMR，左室リモデリング，肺高血圧の改善を認め，心不全症状および運動耐容能の改善はRMA追加群でより顕著であった[6]．

もう1つのRCTは米国NIHの支援を受け現在多施設で進行中であり，最近術後2年の成績が発表されている[7]．このRCTでは平均LVEF：40％，左室収縮末期容積係数left ventricular end-systolic volume index（LVESVI）：55～60mL/m^2の中等度ICM-MRの患者301人を無作為に単独CABGまたはCABG＋僧帽弁

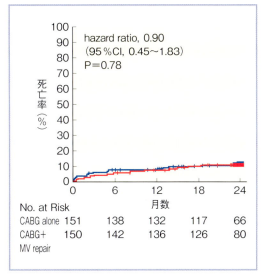

図2 中等度ICM-MRに対する単独CABG vs. CABG＋僧帽弁輪形成術（弁輪縫縮）の比較（北米多施設での平均LVEF：40％の中等度ICM-MR患者301人を対象としたRCT（文献7から引用改変）

青線：単独CABG，赤線：CABG＋僧帽弁輪形成（弁輪縫縮）．

輪形成術（弁輪縫縮）（RMA）に振り分けた．結果，RMA追加群でMRの悪化は少ない（11.2％ vs. 32.3％）ものの，脳合併症，上室性不整脈の合併が有意に多かった．またLVESVIで表される左室リモデリングの改善，生命予後，主要有害心イベントmajor adverse cardiac event（MACE）には両群間で差を認めなかった（図2）．

以上をまとめるとCABGに積極的に僧帽弁手術を追加する症例は以下のように考えている．
① 重度secondary MRの場合はLVEF＞30％，あるいは術前低心機能であってもCABGにより心機能回復が期待できる症例．
② 中等度secondary MRの場合は人工心肺使用手術のリスクが高くなく，術前ADLが保たれ，術後長期予後が見込める症例．

c. 重度大動脈弁狭窄症（AS）に伴ったsecondary MR

1) 重度ASに合併した重度secondary MR

AHA/ACC 2014ガイドラインで重度大動

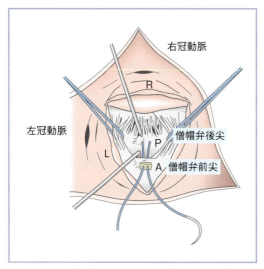

図3 大動脈弁置換術時の大動脈弁切除後に大動脈経由で行う僧帽弁前尖と後尖のedge to edge repair(文献8から引用改変)

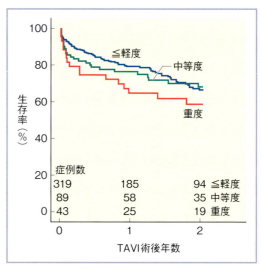

図4 MRを合併した重度ASに対するTAVI(文献9から引用改変)
TAVI術後生存率.

弁狭窄症aortic valve stenosis(AS)に伴った重度secondary MRに対してAVR+僧帽弁形成術はClass Ⅱaで推奨されるが,高リスクの高齢者においては術式には考慮を要する.すなわち心停止時間を短縮し,手術侵襲を軽減するために,MRに対して人工弁輪を用いた弁輪縫縮ではなく,大動脈弁切除後に大動脈経由で僧帽弁前尖と後尖のedge to edge repairを行うこともある(図3)[8].あるいは逆にMRに対して僧帽弁手術を行った後に縫合処置のいらないsuture less valveを用いたAVRを行い,心停止時間を短縮させ,手術侵襲度を下げるという報告もある.

一方開心術の高リスクの高齢患者に経カテーテル的大動脈弁留置術 transcatheter aortic valve implantation(TAVI)だけを行った場合の重度MR(primary, secondaryともに含む)の予後に関しては,49%の症例でMRは改善し,術後早期(30日以内)成績は術前MRがmild以下の群に比して悪いが,術後30日以降の生存率は変わらなかったと報告されている(図4)[9].また開心術リスクの高い患者をTAVIと大動脈弁置換術aortic valve replacement(AVR)に振り分け

たPARTNER trialコホートAのサブ解析では,TAVI施行患者においては術前中等度/重度MRの合併は術後2年までの生存率を悪化させなかったが,単独AVR施行患者(平均年齢:86歳,平均STS score:11.7)においては,術前中等度/重度MRの合併は周術期成績を悪化させ,術後2年までの生存率も低かったと報告されており,中等度/重度MRを合併した高リスクの高齢重度AS患者におけるTAVIの有用性が示唆されている(図5)[10].われわれの経験でも300例のTAVI症例中2例で術前重度MRの症例があったが,術後2年までの観察では心不全,心血管イベントを起こしていない.また僧帽弁輪径>35.5mm,僧帽弁の石灰化がTAVI後にも残存するMRの危険因子であり,そのような症例にはTAVI+Mitral Clip®が有用とする報告もある.

2) 重度ASに合併した中等度secondary MR

重度ASに伴った中等度secondary MRに関しては,約70%の症例はAVRだけでMRが改善するとする報告が多い.MR改善に関与する因子としては左房径<45mm,肺高血圧がないこと,僧帽弁のtenting area<1.4cm^2,心房細動がないことが報告されている.また重度ASに伴っ

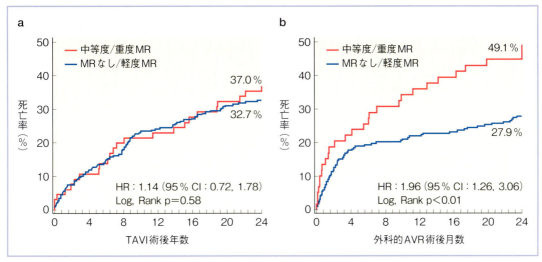

図5 中等度以上MRを合併した重度ASに対するTAVI術後死亡率(a)と外科的AVR術後死亡率(b)の比較（文献10から引用改変）

た中等度secondary MRに対するTAVIでは，TAVI後に重度MRとなった症例は1％と稀で，58％の症例でMRはmild以下に改善したと報告されており，高リスクの高齢患者における重度ASに伴った中等度secondary MRに関してはTAVIだけでよいという意見もある[9]．

以上をまとめると，重度ASに伴ったsecondary MRに積極的に僧帽弁手術を追加する症例は以下のように考えている．

① 重度secondary MRの場合は高リスクの高齢患者でない症例．あるいは中等度のリスク症例であればedge to edge repairやsuture less AVRを併用することで心停止時間を短くし，手術の低侵襲化を図る．
② 中等度secondary MRの場合は高リスクの高齢患者ではなく，術後長期予後が見込める症例で，かつ左房径，肺高血圧，心房細動合併の有無などから適応を判断する．

2 secondary MRに対して手術が推奨されない病態

ここでは全身状態，心機能の観点から手術適応に関して慎重になるべき低心機能secondary MRについて述べる．

LVEF＜30％の重度ischemic MRに関しては心筋viabilityがあってCABGを行える場合はClass ⅡaでCESCガイドラインでは推奨されている．しかしこれは逆にいうとviabilityが不明なCABGするところのないICM-MRや特発性DCMに伴うDCM-MRでLVEF＜30％の場合は手術適応には慎重にならざるを得ない．Maltaisらは米国多施設でのpropensity matchさせた2群の比較においてはLVEF＜25％のICM-MRに対するCABG＋僧帽弁手術の手術成績は植込み型LVAD（left ventricular assist device：左室補助循環装置）装着の成績に勝らないと報告している[11]．またわが国の左室形成術をまとめたJ-STICHレジストリーにおいても重度MRを伴った左室形成術の1年生存率は60％であり，心筋viabilityを考慮して手術適応を決める必要がある[12]．

低心機能secondary MRの症例においては低心拍出のために臓器不全に陥っていることも稀ではない．LVEF＜40％の重度secondary MRに関するわれわれの検討では，正常腎機能群，慢性透析群に比較して慢性透析になっていないeGFR＜30ml/minの症例（late CKD（chronic kidney disease：慢性腎疾患）群）は術後生存率

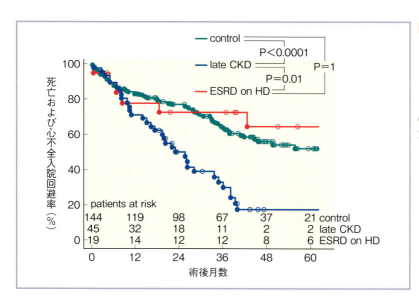

図6 LVEF＜40％のsecondary MRに対する僧帽弁形成術への術前腎機能の影響（文献13から引用改変）

CKD：慢性腎疾患，ESRD：末期腎疾患，HD：血液透析．

表2 MRの重症度評価

	中等度	重度
左室造影	1-2＋	3-4＋
カラードプラ面積	左房面積の20〜40％	左房面積の＞40％
vena contracta	0.3〜0.69cm	≧0.7cm
逆流量	＜60ml	≧60ml（≧30ml）
逆流率	＜50％	≧50％（≧50％）
有効逆流弁口面積（EROA）	＜0.4cm^2	≧0.4cm^2（≧0.2cm^2）

赤字はsecondary MRにおける基準
（AHA/ACC 2014年度版ガイドラインから引用改変）

が低く，死亡および心不全入院の回避率が他の2群と比較して有意に低かった（図6）[13]．これはlate CKD群では術後においても体液バランスの管理が難しく，それが心不全再発，死亡イベントにつながっていることが推察されている．このように腎不全を伴った症例においては手術適応および術後管理には注意を要する．

3 secondary MRの手術適応の決定に有用な検査

手術適応の決定においてはまずMRの重症度評価が必要となる．ischemic MRに関しては，中等度以上のMR（逆流量regurgitant volume：RV＞30ml，EROA（effective regurgitant orifice area：有効逆流弁口面積）＞0.2cm^2）でも心筋梗塞後の生命予後に影響することが知られており，2014年度版AHA/ACC弁膜症ガイドラインでもsecondary MRの重症度分類は一次性MR primary MRと異なることが示されている（表2）．

secondary MRの原因は弁輪，乳頭筋を含む左室にあり，単独CABGだけでMR改善が期待できるか否か，僧帽弁手術によって左室のリバースリモデリングが起こるか否か予想するにおいて，つまり手術適応を決めるにおいて心筋のviabilityの評価は重要となる．心筋灌流を示すTc-SPECTと心筋の代謝を示すFDG-SPECT画像からTc-SPECTで欠損像であってもFDG-SPECTで陽性であれば心筋viabilityありと判断する手法にてICM-MRでも心筋viabilityのあるsegmentが多ければ単独CABGだけでMRが改善することが報告されている[5]．また心臓MRI検査では遅延性ガドリニウム造影によって心筋の線維化を捉えることができ，これによって心筋viabilityが評価できる．その他にはドブタミン負荷心エコーにて評価する方法もある．

secondary MRに対する僧帽弁形成術後のMR再発は約1/3の症例で起こるという報告もあり，

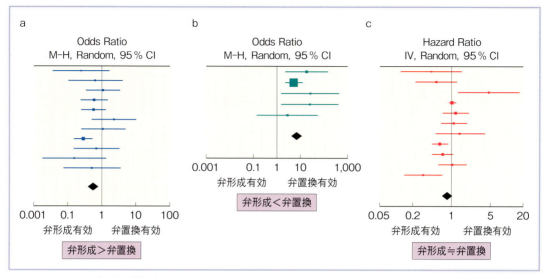

図7 ICM-MRに対する僧帽弁形成術と弁置換術の比較(文献14から引用改変)
IV：逆分散法 inverse variance, M-H：Mantel-Haenszel検定.
a．術後早期生存, b．術後MR再発, c．術後遠隔期生存.

左室，僧帽弁弁下形態からその危険因子が解析されている．Magneらは心エコーで測定された僧帽弁後尖の角度が45度以上でRMAの再発が多いことを報告している．これ以外にも心エコーで測定されたcoaptation depth≧10mm, tenting area≧2.5cm^2, sphericity index＞0.7, LVDd≧65mm, LVDs≧51mm, interpapillary muscle distance≧20mmなどがRMA後のMR再発予測因子といわれている．術前肺高血圧は低心機能のsecondary MRに対するRMAの予後規定因子であるが，極めて低心機能(LVEF＜25％)のDCM-MR症例では術前右心カテーテル検査データから計算される左室一回仕事量係数 left ventricular stroke work index(LVSWI)が予後規定因子であることが，われわれの経験から最近明らかになってきている．

4 弁置換 vs. 弁形成：それぞれの有用性と問題点

ICMに伴ったsecondary MRに対する外科手術として弁置換なのか，弁形成がよいのかについては議論が多い．最近のメタアナリシスでは早期成績は弁形成が優れているが，弁形成では

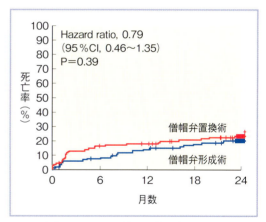

図8 重度ICM-MRに対する僧帽弁輪形成術(弁輪縫縮)と弁置換術の比較(北米多施設での平均LVEF：40〜42％の重度ICM-MRの患者251人を対象としたRCT(文献15から引用改変)

MRの再発が弁置換に比べて多く，そのためか遠隔期予後においては両者に予後の差は認めていない(図7)[14]．この両者(弁置換 vs. 弁形成)を比較するRCTがNIHの支援を受け現在北米22施設で進行中であり，最近術後2年の成績が発表されている[15]．対象はICMに伴った重度secondary MRの251例(平均LVEF：40〜42％，平均年齢69歳)．結果，生命予後，再入

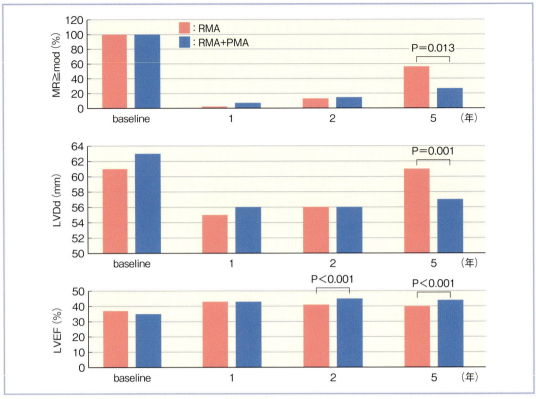

図9 ICM-MRに対する僧帽弁輪縫縮術（RMA）vs. RMA＋乳頭筋接合術（PMA）の比較（平均LVEF：36％，LVDd：62mmのICM-MR患者96人を対象としたRCT（文献17から引用改変）
RMA：restrictive mitral annuloplasty, PMA：papillary muscle approximation.

院，LVESVIで表される左室のリバースリモデリングには差を認めなかったが（図8），術後2年で弁形成群の58.8％で中等度～重度MRの再発が起こっており，心不全入院，心血管に関わる入院は弁形成群で弁置換群より多く，QOL（Minnesota living with heart failure score）に関しても弁形成群で低い傾向がみられた．このRCTでは一見すると弁形成に不利な結果となったが，データを詳細にみると，リバースリモデリングについてはMRの再発がなかった弁形成群では弁置換群よりもLVESVIはより縮小しており（弁置換術後：60.7±31.5m*l*/m²vs.弁形成術後：47.3±23.0m*l*/m²），弁形成においてはMR再発が起こらない症例選択の重要性が示唆された．KronらはこのRCTにおける弁形成群の解析を行い，術前心基部のdyskinesisがMR再発の重要な予測因子であることを明らかにし，それらを含む術前10因子からなる術後MR再発を予測するモデルを作成した[16]．またこのRCTでは平均28mmの人工弁輪による僧帽弁輪縫縮による弁形成が行われているが，乳頭筋を含む弁下を矯正する術式が加わればMRの再発を減らすことができるのではないかとの意見もある．弁形成術に対してより良い症例選択と，より有効な弁下矯正術を加えることができれば，弁置換術よりも優れたリバースリモデリングによる成績の改善が期待されるのかもしれない．弁下矯正に関してはいくつかの方法が報告されているが（図1），前後の乳頭筋を縫い合わせる乳頭筋接合術の有効性が最近のRCTにて報告されている[17]．このRCTでは平均LVEF：36％，平均LVDd：62mmの96例のICM-MRを26～28mmの人工弁輪によるRMAのみと，それに乳頭筋接合術を追加した群に無

作為に分け,術後5年まで観察されている.結果は生存率,心不全症状,QOLに2群間に差をみなかったが,乳頭筋接合術を追加した群で術後2年からLVEFの改善を,術後5年にてMR再発と左室リモデリングの抑制効果が明らかになっている(図9).その原因は明らかではないが,LVEFの改善が先行していることから乳頭筋接合術による左室縮小効果が左室リモデリングを抑制し心機能改善させ,MRの再発を抑制しているのかもしれない.

以上をまとめるとICM-MRに対しては心筋viability,左室・乳頭筋形態(本項「3. secondary MRの手術適応の決定に有用な検査」参照)からMR再発リスクの低い症例には人工弁輪のみによる弁形成を選択する.一方MR再発リスクが高い症例には弁下温存の弁置換が必要となる.ICMに関しては乳頭筋接合術などの弁下矯正が有効な症例もあり,これら3つの術式(RMA,RMA+弁下矯正,弁置換)の症例選択に関する議論は今後も続くであろう.

● 文献

1) Messas, E et al:Chordal cutting: a new therapeutic approach for ischemic mitral regurgitation. Circulation 2001;104:1958-1963
2) Nair, RU et al:Left ventricular volume reduction without ventriculectomy. Ann Thorac Surg 2001;71:2046-2049
3) Kron, IL et al:Surgical relocation of the posterior papillary muscle in chronic ischemic mitral regurgitation. Ann Thorac Surg 2002;74:600-601
4) Mihaljevic, T et al:Impact of mitral valve annuloplasty combined with revascularization in patients with functional ischemic mitral regurgitation. J Am Coll Cardiol 2007;49:2191-2201
5) Penicka, M et al:Predictors of improvement of unrepaired moderate ischemic mitral regurgitation in patients undergoing elective isolated coronary artery bypass graft surgery. Circulation 2009;120:1474-1481
6) Fattouch, K et al:POINT:Efficacy of adding mitral valve restrictive annuloplasty to coronary artery bypass grafting in patients with moderate ischemic mitral valve regurgitation: a randomized trial. J Thorac Cardiovasc Surg 2009;138:278-285
7) Michler, RE et al:Two-Year Outcomes of Surgical Treatment of Moderate Ischemic Mitral Regurgitation. N Engl J Med 2016;374:1932-1941
8) Mihos, CG et al:Outcomes of transaortic edge-to-edge repair of the mitral valve in patients undergoing minimally invasive aortic valve replacement. J Thorac Cardiovasc Surg 2013;145:1412-1413
9) Toggweiler, S et al:Transcatheter aortic valve replacement: outcomes of patients with moderate or severe mitral regurgitation. J Am Coll Cardiol 2012;59:2068-2074
10) Barbanti, M et al:Impact of preoperative moderate/severe mitral regurgitation on 2-year outcome after transcatheter and surgical aortic valve replacement: insight from the Placement of Aortic Transcatheter Valve(PARTNER) Trial Cohort A. Circulation 2013;128:2776-2784
11) Maltais, S et al:Management of severe ischemic cardiomyopathy: left ventricular assist device as destination therapy versus conventional bypass and mitral valve surgery. J Thorac Cardiovasc Surg 2014;147:1246-1250
12) Wakasa, S et al:Risk scores for predicting mortality after surgical ventricular reconstruction for ischemic cardiomyopathy: results of a Japanese multicenter study. J Thorac Cardiovasc Surg 2014;147:1868-1874
13) Kainuma, S et al:Mitral valve repair for medically refractory functional mitral regurgitation in patients with end-stage renal disease and advanced heart failure. Circulation 2012;126(11 Suppl 1):S205-S213
14) Dayan, V et al:Similar survival after mitral valve replacement or repair for ischemic mitral regurgitation: a meta-analysis. Ann Thorac Surg 2014;97:758-765
15) Goldstein, D et al:Two-Year Outcomes of Surgical Treatment of Severe Ischemic Mitral Regurgitation. N Engl J Med 2016;374:344-353
16) Kron, IL et al:Predicting recurrent mitral regurgitation after mitral valve repair for severe ischemic mitral regurgitation. J Thorac Cardiovasc Surg 2015;149:752-761
17) Nappi, F et al:Papillary Muscle Approximation Versus Restrictive Annuloplasty Alone for Severe Ischemic Mitral Regurgitation. J Am Coll Cardiol 2016;67:2334-2346

〔戸田 宏一・澤 芳樹〕

Controversy

どの程度の低心機能症例までsecondary MRの手術をするか？

■ はじめに

二次性僧帽弁逆流secondary mitral valve regurgitation（secondary MR）は機能性僧帽弁逆流functional MR（FMR）とも呼ばれ，虚血性僧帽弁逆流ischemic MR（IMR）と非虚血性に分類される．FMRは左室拡大により起こり，心筋障害程度を反映し，前負荷増大で悪循環を形成する．

1 重度心不全においてFMRは本当になくしたほうが良いのか？

高度の左室機能低下症例にとって，MRは体血圧よりも低い左房圧に抗して存在し左室の後負荷を軽減するので，むしろ有益なものかもしれないという考えがある．われわれは理論的考察から，MRを止めることで左心室の仕事量は大幅に軽減されるので，僧帽弁手術はいかなる場合も（逆流が再発しなければ）左室にとっては有益と考えている[1]．

2 FMRの一般的手術適応

2014年のAHAガイドラインから，重度IMRに対する僧帽弁手術は冠動脈バイパス術coronary artery bypass grafting（CABG）と同時であればClass IIaだが，中等度のIMRに対する僧帽弁手術はClass IIbとされた[2]．本邦の「弁膜疾患の非薬物治療に関するガイドライン（2012年改訂版）」では，MRに対する手術適応と手術法の推奨で，心臓再同期療法cardiac resynchronization therapy（CRT）を含む適切な治療にもかかわらず，NYHA心機能分類III〜IV度にとどまる高度の左室機能低下に続発した慢性の高度secondary MR患者に対する弁形成術はClass IIb，MRに対する僧帽弁形成術の推奨では，tetheringが強くないものはClass IIa，tetheringが強いものはClass IIbとされている[3]．したがって，現時点では重度FMRであればCABGの際に僧帽弁手術を追加し，中等度FMRであれば症例毎に治療方針を決めることが一般的である．

3 重症例での弁輪縫縮の限界

FMRの手術は2 size down弁輪による僧帽弁輪過縫縮術restrictive mitral annuloplasty（RMAP）が標準術式であるが，RMAPが後尖のtetheringをむしろ悪化させることによる遠隔期逆流再発や術後機能性僧帽弁狭窄が起こり，運動機能や予後に関係すると報告されている．しかし弁下組織を含めた僧帽弁複合体形成を行うことにより，これらの弱点が克服される可能性もある．われわれは短軸前後乳頭筋間距離30mm以上で乳頭筋接合術を施行してきたが[4]，ほかに乳頭筋吊上げなど種々の方法が報告されている（図1）．

4 形成か置換か

これまでのメタ解析などでは，IMRについては弁形成のほうが弁置換よりも早期成績は良好であり，弁関連合併症も少ないため良いとされてきた．しかし，最近のランダム化比較試験では弁下組織温存の弁置換術を施行すればRMAPと1年までの早期成績では心臓関連イベントにおいて有意差はないとされた．しかしこの報告では，弁形成術後1年で中等度以上のMRが3割以上もの症例に再発している[5]．前述した弁下組織へのアプローチと弁置換との比較に関するデータは現時点で存在せず，今後の

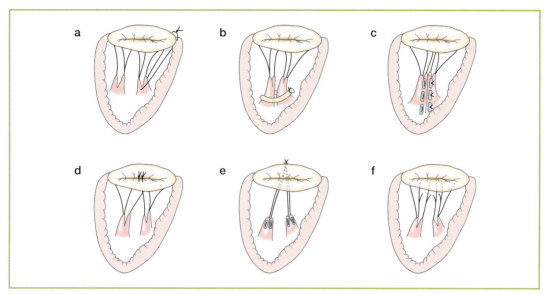

図1 FMRに対する種々の術式
a. 後乳頭筋relocation法：後乳頭筋頭をP3の弁輪にEPTFE糸で吊り上げる（Kronら，2002）．
b. papillary muscle sling：広がっている両側乳頭筋基部をEPTFE tubeで収束する（Hvassら，2003）．
c. papillary muscles approximation（乳頭筋接合術）：前後乳頭筋をマットレス縫合で接合する（Matsuiら，2004）．
d. Edge-to-Edge technique：FMRへの応用．前後弁尖を縫着する．MitralClip®の原法（Alfieriら，2005）．
e. papillary heads "optimization"：前後乳頭筋頭を束ねてEPTFE糸で前尖弁輪方向に吊り上げる（Komedaら，2012）．
f. chordal cutting法：tetheringを生じている前尖のstrud chordaeを切断する（Messasら，2003）．

研究課題である．当施設では重症例では乳頭筋接合術を追加することで，比較的良好な成績を得ているが，症例により弁置換術も考慮に入れる必要があると思われる．

5 どの程度の低心機能症例までsecondary MRの手術をするか

超重症心筋症に伴うFMRの手術において，過度の心拡大に対する付加的左室形成術に期待がかかる．虚血性の場合には梗塞瘢痕切除の効果は証明されており，viabilityがある部位に対してはCABGの効果が期待できる．左室形成術は，2009年の虚血性心筋症ischemic cardiomyopathy（ICM）に対する多施設共同ランダム化研究であるSTICH trial以来左室形成術の効果には否定的な意見が多いが[6]，この報告にはさまざまな批判がある．

2010年にわれわれを含む本邦11施設でICMに対する左室形成術の遠隔期成績集計を行った．計596例の検討で遠隔死亡の多変量解析による独立規定因子はINTERMACS機能分類，MRの程度，駆出率，年齢が抽出され，左室容積はリスク因子とはならなかった．この4つの危険因子でスコアリングするとlowリスク317例，intermediateリスク156例，highリスク95例と分類され，3年生存率は順に93％，81％，44％と大半の症例で良好であった．術前重度MRは修復しても術後のリスク因子となり，FMRが心筋障害の結果であることがわかる[7]．

またわれわれはIMRに対し，心拡大の程度により軽度僧帽弁輪形成術mitral annuloplasty（MAP）のみ，中等度MAP＋乳頭筋接合術，高度MAP＋乳頭筋接合術＋左室形成術という手術選択を行い，3群の予後に差がないことから，症例毎のstrategyの重要性を報告した[8]．

これらの検討から左室形成術のpoorリスク症例で，広範無収縮領域を有し，CABGの適応のないICM症例や，非虚血性拡張型心筋症

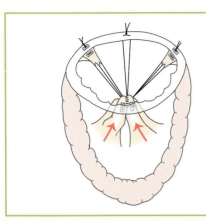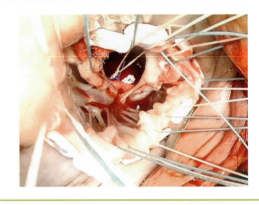

図2 非虚血性DCMなどの超重症心不全症例への試み
経僧帽弁で前後乳頭筋頭を接合し，腱索温存，前方吊り上げの後弁置換を行う．短軸斜めの連続性を形成し縮縫を期待する術式である．

nonischemic dilated cardiomyopathy（非虚血性DCM）症例は，原則人工心臓や心臓移植の適応であるが，心臓移植の非適応あるいは拒否症例に対するアプローチは今後の課題である．このような症例で，Batista手術が期待されたが，成績は不良で，現在ClassⅢの適応である．われわれもFMRを伴う非虚血性DCMに対し乳頭筋接合や左室形成術を行ってきたが，成績は満足できるものではなかった．多変量解析で唯一予後規定因子として心筋収縮能指標である術前preload recruitable stroke work indexの傾き（Mw）が抽出されたことから，一定の術前収縮能維持（Mw＞42）を手術の指標としている[9]．

またこのような症例群では左室形成術で駆出率の改善は理論上得られないことから，現在では一回拍出量維持には過度な容積縮小は避けたFMRの手術を行う必要があると考えている．最近われわれは乳頭筋接合術と弁置換術を行い重度心不全症例に著効を経験している．遠隔期を待ってその機序や適応に関して検討する予定である（図2）．

●文献

1) Shingu, Y et al：Did we misunderstand how to calculate total stroke work in mitral regurgitation by echocardiography? Circ J 2012；76：1533-1534
2) Nishimura, RA et al：2014 AHA/ACC guideline for the management of patients with valvular heart disease：a report of the American College of Cardiology/American Heart Association Task Force on Practice Guidelines. J Am Coll Cardiol 2014；63：e57-e185
3) 日本循環器学会．循環器病ガイドラインシリーズ2012年版：弁膜疾患の非薬物治療に関するガイドライン（2012年改訂版）http://www.j-circ.or.jp/guideline/pdf/JCS2012_ookita_h.pdf（2017年2月閲覧）
4) Matsui, Y et al：Integrated overlapping ventriculoplasty combined with papillary muscle plication for severely dilated heart failure. J Thorac Cardiovasc Surg 2004；127：1221-1223
5) Acker, MA et al：Mitral-valve repair versus replacement for severe ischemic mitral regurgitation. N Engl J Med 2014；370：23-32
6) Jones, RH et al：Coronary bypass surgery with or without surgical ventricular reconstruction. N Engl J Med 2009；360：1705-1717
7) Wakasa, S et al：Risk scores for predicting mortality after surgical ventricular reconstruction for ischemic cardiomyopathy：results of a Japanese multicenter study. J Thorac Cardiovasc Surg 2014；147：1868-1874, 1874.e1-2
8) Wakasa, S et al：Surgical strategy for ischemic mitral regurgitation adopting subvalvular and ventricular procedures. Ann Thorac Cardiovasc Surg 2015；21：370-377
9) Shingu, Y et al：Slope in preload recruitable stroke work relationship predicts survival after left ventriculoplasty and mitral repair in patients with idiopathic cardiomyopathy. J Cardiol 2015；65：157-163

〈松居 喜郎〉

経カテーテル僧帽弁閉鎖不全症治療の位置付け

1 経カテーテル僧帽弁閉鎖不全症治療の現状

　経カテーテル僧帽弁閉鎖不全症治療は，現在，最も活発に研究の進む分野の1つである．この領域では40〜50種類ものデバイスが開発中であるが，その中でMitraClip®(Abbott Vascular社)は豊富な臨床エビデンスとともに最も広く用いられているデバイスである．

　イタリアの心臓外科医Alfieriは僧帽弁閉鎖不全症(僧帽弁逆流mitral regurgitation(MR))に対して，僧帽弁の前尖と後尖を縫縮するEdge to Edgeテクニックによって，2口の僧帽弁(Double Orifice)(図1)を形成し，MRを減少させるAlfieri手術を開発した．MitraClip®はカテーテルによって誘導したClipを用いて，前尖・後尖を架橋することで，Alfieri手術を再現している(図2，3)．

　MitraClip®は2008年にヨーロッパでCEマークを，そして2013年には米国でFDA承認(米国では器質性MRに対してのみ)を取得して以降，急激に症例数を伸ばし，すでに全世界で40,000例以上の治療が行われている．

　ドイツではヨーロッパでのMitraClip®症例の7割以上が行われており，日本の今後を占ううえでも参考になる．ドイツにおける僧帽弁外科手術数とMitraClip®症例数の推移を図4に示した．僧帽弁外科手術数は漸増し，年間6,000件程度に迫っている一方，MitraClip®は2013〜2015年のわずか2年間で倍増し，2015年には5,001件の症例に施行された．本来手術が必要なMRの症例でも約半数で手術が行われていないこと[1]を考えると，MitraClip®がこれまで外科手術が行えなかったMR症例の治療に大きく貢献していることがうかがえる．

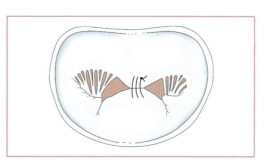

図1　Alfieri手術

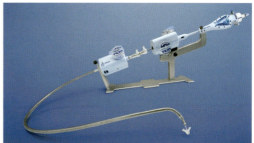

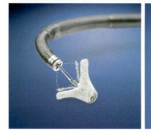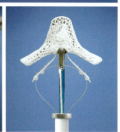

図2a　MitraClip®
(Abbott Vascular社の提供)

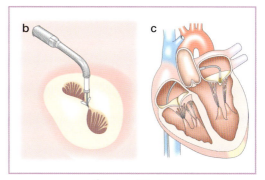

図2b　MitraClip®による僧帽弁のDouble Orifice

図2c　MitraClip®の僧帽弁へのアプローチ

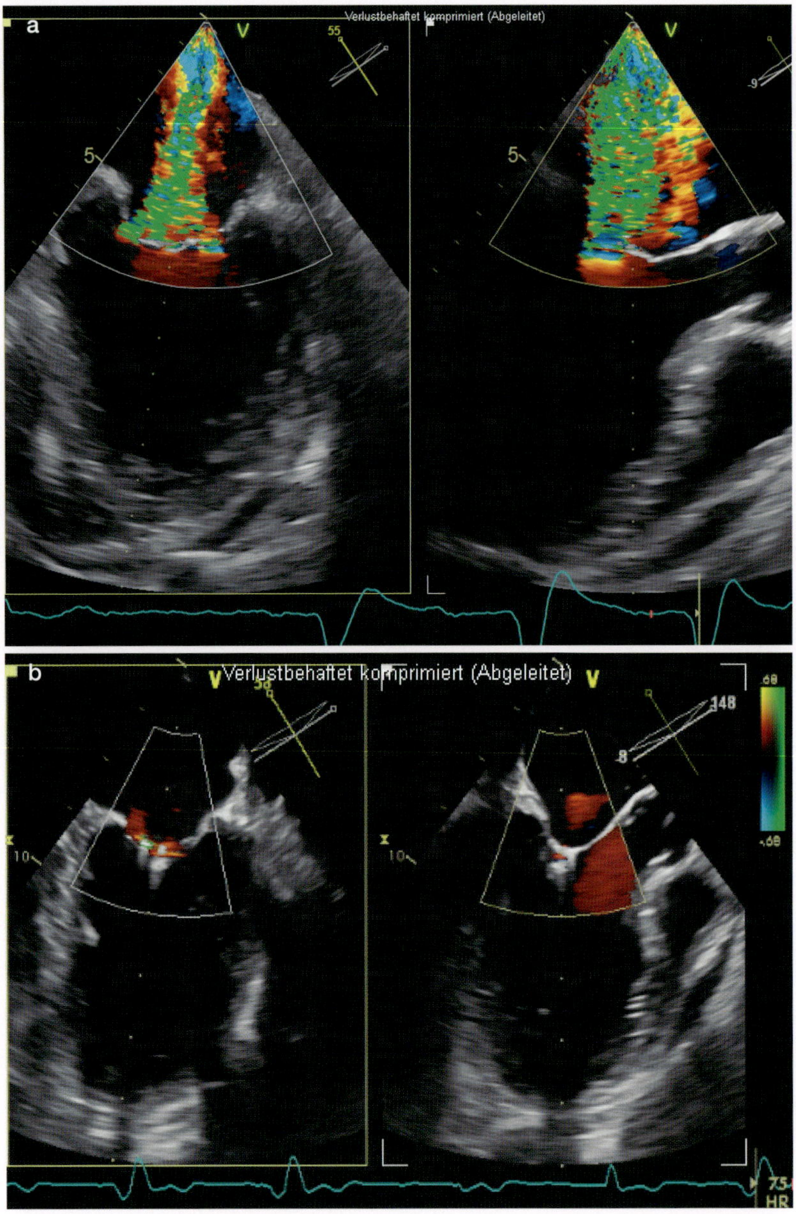

図3 MitraClip® のより術前(a)重度であったMRは、術後(b)ほぼ完全に消失した

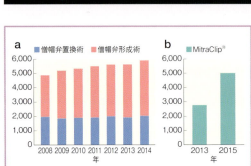

図4 ドイツにおける僧帽弁外科手術(a)およびMitraClip®施行件数(b)の推移

2 MitraClip® のガイドラインにおける位置付け

MitraClip® のガイドライン上での位置付けであるが、ESC/EACTSガイドライン2012においては器質性・機能性MRともにClass ⅡB[2]、そしてAHA/ACCガイドライン2014でも器質性MRに対してClass ⅡB[3]に留まっている。

上記のように、米国においてMitraClip® は器質性MRに対してのみの承認のため、機能性

MRについては言及されていない．このようにMitraClip®のガイドライン上の位置付けはまだまだ低い．しかしヨーロッパにおいてMitraClip®が，外科手術が困難なMR症例に対する標準的治療として認知されていることは事実であり，特に機能性MRに対するMitraClip®の位置付けは今後，より明確にするべきと考えている．

低左室収縮機能を合併したMR症例については，外科手術もガイドライン上，Class ⅡB[3]の位置付けであり，左室機能低下を伴うことの多い機能性MRはMitraClip®の良い適応である．実際に，ヨーロッパの大規模レジストリーにおいてはMitraClip®の治療対象となる症例の7割以上は機能性MRである[4,5]．

外科手術の有効性が確立された器質性MRと異なり，機能性MRに対する外科手術の有効性，特に生命予後改善効果はいまだ示されていない．機能性MRに対するMitraClip®の有効性については，至適薬物治療群と至適薬物治療に加えてMitraClip®を行う群のRandomized試験が米国（COAPT試験）およびヨーロッパ（RE-SHAPE試験）で進行中であり，この結果によって機能性MRに対するMitraClip®のガイドライン上の位置付けも変化するものと思われる．

3 MitraClip®のbest practiceとは？

MitraClip®のガイドライン上の位置付けは，いまだ確定しておらず，実臨床においてbest practiceを実現するためには，ガイドラインを越えた応用が求められる．私見ではあるが，MitraClip®の日本への導入を見据えたうえでは，日本の心臓外科医の高度な技術（特に弁形成）も考慮して，器質性MRにはよほどの高リスク症例でない限り外科手術を優先すべきと考えている．

ヨーロッパのレジストリーが示す通り，最もこの治療の恩恵を受けるのは，心不全や左室機能低下を合併した機能性MRの症例だと思われる．自験例においても心不全や左室機能低下に

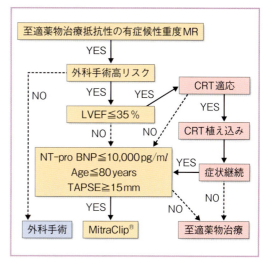

図5　当院におけるpatient selection criteria

おける機能性MRの合併は著しく予後を悪化させることが示されており[6,7]，このような症例に対してMitraClip®を行うことで負のサイクルを断ち切り，QOLや予後の改善が期待できる．そして，今後，重要になるのは，「どのタイミングでMitraClip®を行うのか？」という点であると思われる．

MitraClip®を行うにしてもtoo lateな症例は存在すると考えられており，極度に進行した末期心不全症例への効果は限定されてしまう．当院のデータでも重度心不全症例や高齢者，右心機能低下症例はMitraClip®施行後の予後が悪いことが示されており[8,9]，図5のようなpatient selection criteriaを提唱している．一方で心不全増悪時のみMRが重度になり，心不全がコントロールされている際にはMRが軽度となる症例も多く存在する．このような症例への適応も含めて，MitraClip®施行の至適時期を明らかにすることが求められる．

4 MitraClip®以外の経カテーテル僧帽弁閉鎖不全治療デバイス

全世界ですでに40,000例以上の症例を重ねたMitraClip®ではあるが，MitraClip®によってすべてのMRが治療できるわけではない．解剖学

的にMitraClip®に不適切な症例があるため，術前に主に経食道心エコーによる評価[10,11]で症例選択を行う必要がある．症例選択を行ったうえでMitraClip®を行った症例でも約10％の症例では術後に中等度以上のMRが残存してしまう[4]．そして治療によって僧帽弁狭窄症をきたす症例もあり，MitraClip®の大きな弱点である．また，MitraClip®のMR減少効果は外科手術に劣ってしまうが，その要因は弁輪形成術が行えないことであると考えられている．

こうした点から，現在，ヨーロッパでは，Carillon®，Cardioband®，Mitralign®などの経カテーテル弁輪形成デバイスもCEマークを取得して導入されている．さらに経カテーテル僧帽弁置換術も期待される治療オプションである．大動脈弁狭窄症に対するTAVIと異なり，僧帽弁は解剖学的構造が複雑で技術的ハードルが高いが，Tendyne®，CardiAQ®，Twelve®，Tiara®などのデバイスはすでにfirst in manを終えて，症例が蓄積され始めている．将来的にはMitraClip®にこれらのデバイスが加わることで，症例ごとの至適デバイス選択が可能になることが期待される．

おわりに

経カテーテル僧帽弁閉鎖不全症治療はいまだ発展途上の分野である．現在はMitraClip®が豊富なエビデンスととともに多くの症例を蓄積し，この分野のリーディングデバイスであり，本邦への導入も期待されているが，いまだガイドライン上での位置付けは確定しておらず，今後，明らかになるいくつかの大規模試験の結果を待つ必要がある．また，MitraClip®以外の新規デバイスも数多く開発中であり，これらのデバイスの実臨床での経験とエビデンスの蓄積によって，この領域のbest practiceが確立されることを期待する．

文献

1) Mirabel, M et al : What are the characteristics of patients with severe, symptomatic, mitral regurgitation who are denied surgery? Eur Heart J 2007 ; 28 : 1358-1365
2) Vahanian, A et al : Guidelines on the management of valvular heart disease (version 2012). Eur Heart J 2012 ; 33 : 2451-2496
3) Nishimura, RA et al : 2014 AHA/ACC guideline for the management of patients with valvular heart disease : executive summary : a report of the American College of Cardiology/American Heart Association Task Force on Practice Guidelines. J Am Coll Cardiol 2014 ; 63 : 2438-2488
4) Maisano, F et al : Percutaneous mitral valve interventions in the real world : early and 1-year results from the ACCESS-EU, a prospective, multicenter, nonrandomized post-approval study of the MitraClip therapy in Europe. J Am Coll Cardiol 2013 ; 62 : 1052-1061
5) Puls, M et al : One-year outcomes and predictors of mortality after MitraClip therapy in contemporary clinical practice : results from the German transcatheter mitral valve interventions registry. Eur Heart J 2016 ; 37 : 703-712
6) Kaneko, H et al : Prevalence and the long-term prognosis of functional mitral regurgitation in Japanese patients with symptomatic heart failure. Heart Vessels 2014 ; 29 : 801-807
7) Kaneko, H et al : Functional mitral regurgitation and left ventricular systolic dysfunction in the recent era of cardiovascular clinical practice, an observational cohort study. Hypertens Res 2014 ; 37 : 1082-1087
8) Neuss, M et al : Patient selection criteria and midterm clinical outcome for MitraClip therapy in patients with severe mitral regurgitation and severe congestive heart failure. Eur J Heart Fail 2013 ; 15 : 786-795
9) Kaneko, H et al : Prognostic Significance of Right Ventricular Dysfunction in Patients with Functional Mitral Regurgitation Undergoing MitraClip. Am J Cardiol 2016 ; 118 : 1717-1722
10) Feldman, T et al : Percutaneous mitral repair with the MitraClip system : safety and midterm durability in the initial EVEREST (Endovascular Valve Edge-to-Edge REpair Study) cohort. J Am Coll Cardiol 2009 ; 54 : 686-694
11) Boekstegers, P et al : Percutaneous interventional mitral regurgitation treatment using the MitraClip system. Clin Res Cardiol 2014 ; 103 : 85-96

（金子 英弘）

大動脈弁狭窄症(AS)の The Best Treatment

Ⅱ 大動脈弁狭窄症（AS）の The Best Treatment

1 重度 AS の生命予後はいわれているほど悪いのか？

はじめに

重度の大動脈弁狭窄症 aortic valve stenosis（AS）は大動脈弁口面積が 1cm² 以下であり，かつ大動脈弁における最大血流速度が 4.0m/sec，平均圧較差 40mmHg を満たす場合と定義されている（表1）．2年以内に心血管イベントがなく経過する症例は 30〜50％程度で，突然死を起こし得る疾患である．実際のところ重度 AS の自然経過が予後不良であることは間違いない．

しかし大動脈弁置換術 aortic valve replacement（AVR）により AS 患者の著明な予後改善が認められ，AVR を受けた患者の予後が AS をもたない同年代と変わらないという報告もある．高齢・高リスク患者に対してより低侵襲で生命予後が期待される経カテーテル大動脈弁置換術 transcatheter aortic valve replacement（TAVR）の登場もあり，AS の予後は適切なマネジメントによりさらに改善していくことが期待される．

1 重度 AS 患者をみた際に「症状の有無」をいかに判断するか？

重度 AS 患者は，症状の有無で生命予後が大きく異なる[1]．古典的にいわれる症状は「狭心症」「失神」「心不全」であり，それぞれの症状が出現してから生命予後は5年，3年，2年といわれる．AHA のガイドライン[2]でも有症候性の AS は AVR を行うことを Class I で勧めている．特に活動性の低下している高齢者から初期の

表1　ASの重症度

	軽度(mild)	中等度(moderate)	重度(severe)
連続波ドプラにおける最高血流速度(m/sec)	<3.0	3.0〜4.0	≧4.0
簡易ベルヌーイ式による収縮期平均圧較差(mmHg)	<25	25〜40	≧40
弁口面積(cm²)	>1.5	1.0〜1.5	≦1.0
弁口面積係数	−	−	0.6

症状を的確に聞き出すことは，外科的治療の至適時期を決定するうえで極めて重要である．運動耐容能の低下や息切れを，「歳のせいだ」と思い込んでいる症例は少なくない．そのため，

- 自分と同年代の人と同じくらいの速度で同じくらいの距離を歩けるか？
- 普段はどのくらいの距離を休みなく歩けるか？
- 1年前にできていた作業ができなくなっていないか？

など具体的なことの聴取が重要である．

もちろん，上記症状があったら AS によるものであると飛びつくのは早計である．重度 AS の 50％に虚血性心疾患を合併しているという報告もあり，虚血を含めたその他の疾患による症状と鑑別する必要がある．

2 無症候性 AS の進行の速さや予後を示唆するものは何か？

AS は進行する．進行の速さは平均圧較差で

3〜7mmHg/年，弁口面積で0.1cm^2/年，最大血流速度で0.3m/sec/年であるとされる．無症候性重度ASは6〜12ヵ月でのフォローが勧められるが，実際は進行の速度や予後は無症候性の中でも個々によって異なる．特に進行の速い，予後不良が予測される患者については注意する必要がある．これらの予測因子をいくつかの項目に分けてみてみる．

重要な既往歴に糖尿病がある．糖尿病合併症例は，ASの進行が速いとの報告がいくつか出されている．また，メタボリックシンドロームも，ASの進行を速くし，かつ予後も悪いといわれている．他に腎不全や喫煙もASの進行速度の予測因子として重要と思われる．特に透析患者ではASの進行が速いと感じられることが多い．また，脳性ナトリウム利尿ペプチドbrain natriuretic peptide（BNP）濃度が高ければ高いほど予後不良である．

基本的にはASが重度であるかどうか診断するためには，大動脈弁口面積と最大血流速度，平均圧較差に注目する．これらが一定の基準を超えると予後が悪化することが根拠である．

弁口面積は1.0cm^{2}未満あるいは体表面積で補正して0.6cm^2/m^{2}未満が重度である．2016年の報告では，中等度・重度ASの患者を，内科的にフォローする患者とAVRを施行する患者に分け，弁口面積別に予後を比較した．弁口面積1cm^{2}以下の群は，最大流速や平均圧較差にかかわらずAVRによる予後改善効果が得られたことが報告されている[3]．

また，最大血流速度や平均圧較差が高いほど予後が悪化する[4]．初診時の最高血流速度が高ければ高いほど，また最大血流速度の増加ペースが早いほど，ASの進行速度は速く，予後不良である．現在のガイドライン[2]では，無症候性のASでも最大血流速度4.0m/sec以上かつ平均圧較差40mmHgを満たす場合は，それだけでClass Ⅱb以上の手術適応となる背景となっている．

大動脈弁の形態的変化では，石灰化の程度と二尖弁か否かに注目する必要がある．石灰化の程度は半定量評価されることが多い．例えば文献的には，①石灰化なし，②一部石灰化，③石灰化が広範囲，④三尖とも石灰化しており肥厚している，とに分けられることが多いが，石灰化の程度が高度な群ではASの進行は速く予後も悪い．大動脈二尖弁は高齢者にも弁置換適応例のうち40％程度で認められるが，平均圧較差の上昇速度が8mmHg/年と三尖弁の場合よりも速い．また大動脈弁だけでなく，先天的な大動脈弁の異常や上行大動脈の拡張，大動脈解離にも留意した経過観察が必要である．

他にも機能性僧帽弁閉鎖不全症が重症であればあるほど，また左房が大きければ大きいほど，ASの予後は不良であるとの報告もある．

3 負荷テストはいつ，どんな時に実施すべきか

AS患者は高齢者が多く，活動性は徐々に低下する．社会的活動性は低下し，外出の機会が減り，自己身辺労作以外は1日の大半を座位で過ごすことも多い．これらの例では，労作性の症状は出にくい．

重度ASが疑われるが，自覚症状が不明確な症例では，運動負荷検査で症状を客観的に評価することが重要である．実際のところ運動負荷試験を行った無症候性重度AS患者のうち，3割で症状が誘発されたという報告がある．有症状であれば予後が大きく変わるため，運動負荷試験で症状を客観的に見定める意義は大きい．また，後述するが，運動負荷試験の結果で予後を予測することもでき，運動負荷検査により得られる情報は多い．

4 運動負荷心エコー図で大切な指標は何か

運動負荷心エコーは無症状のAS患者の症状を顕在化・客観化し得るだけでなく，血行動態の異常は予後推定に有用である．

● 運動負荷前後で収縮期血圧が20mmHg以上

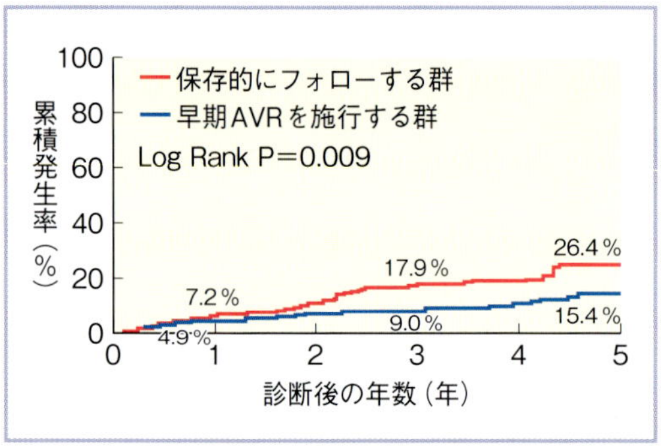

図1 無症候性重度ASに対する早期AVRと保存的治療の予後比較(文献7から引用改変)

早期のAVRを施行した群のほうが,保存的治療群に比較して予後が良かった.5年の観察期間で累積全死亡と入院率は26.4%と15.4%で手術群で予後良好であった.

上昇しない.
- 運動後に平均圧較差が20mmHg以上上昇する.
- 運動で肺高血圧(肺動脈収縮期血圧>50mmHg)が誘発される.

などがみられる場合,心血管イベントを起こすリスクは明らかに高くなる[5].そのため,無症候性の重度ASに対しては運動負荷心エコーを施行し,症状の誘発の有無を確認し,運動後の収縮期血圧や平均圧較差,右室圧などを測定して,今後の方針決定を行うのが妥当であると考える.

5 外科治療を考慮するポイントは何か?

ASの外科的治療の至適時期は,自覚症状,定量的重症度評価,心機能,自然経過や予後予測などに基づいて総合的に評価すべきである.特に高齢者のASでは,治療によるリスクも考慮したうえで治療適応を考えなければならない.

現在増加している透析患者については十分なエビデンスはないが,ASの進行が早いことが多いので,注意が必要である.予後も悪いが,同時に冠動脈病変など動脈硬化性疾患の合併も多く,開胸術リスクも高く,治療手段や時期決定には患者や複数科をまたいだ多角的アプローチが求められる.

現在の手術適応にはいくつかのポイントがある(AHAガイドライン2014[2],e77,Figure 1参照).はじめに,症候性重度ASの場合はClass Iである.1982年に行われた有症候性重度ASに対して手術を行わない場合と行う場合の調査では3年後の生存率は21%と87%と大きな違いを認めた[6].その他のエビデンスでも有症候性ASは,よほどの高齢・高リスクでない限りAVR適応である.

次に,very severe AS(非常に重度なAS)は無症候性でもClass Ⅱaである.重度ASの中でも,特に弁口面積が0.6cm^{2}以下で最大血流速度5.0m/sec以上,平均圧較差が60mmHg以上の場合をvery severe ASという.very severe ASの場合,無症候性であっても予後は悪い(1~3,4,6年後に心血管イベントなく経過する確率はそれぞれ64%,36%,25%,12%,3%).現在AHAのガイドライン[2]でもClass Ⅱaで推奨されている.

2015年の日本からの報告では,無症候性の重度ASの段階で保存的にフォローする群と早期AVRを施行する群を比較し,早期AVR群で予後が良好であることが報告された[7](図1).また,保存加療を選択した群も2年以内に41%に症状が出現するなど,結局AVRを受けることになっているため,重度ASの段階で早期手術を選択するメリットは大きい.

また,心機能低下例は無症候性でもClass Ⅱaである.左室駆出率left ventricular ejection fraction(LVEF)の低下した重度ASは予後が悪く,またAVRの術後死亡リスクも高い.AVRは,LVEFの改善効果にかかわらず予後を改善する.

さらに,その他の心臓手術を行う場合には中等度ASでClass Ⅱa,重度ASでClass Iの手術適応がある.ASは進行する疾患であり,特に重度ASの場合は2年以内に半分近くが心血管イベントを起こすといわれる.また,中等度以上のASを放置すると,遠からず心臓再手術

が必要となる．冠動脈バイパス術coronary artery bypass grafting（CABG）を施行する際に中等度ASをAVRせずに残しておくと，一緒にAVRを施行した場合に比べ有意に長期予後が悪化することが報告されている[8]．AS単独では手術適応でない場合でも，CABGなどその他の心臓血管手術実施時に同時にAVRを行うことが考慮される．

最後に注意が必要なのは，low-flow（LF），low-gradient（LG）の重度ASの場合である．この群は，圧較差が小さくても予後不良な場合があるので，圧較差が低いから軽症であると単純に決めてはならない．手術適応決定は単一の指標に偏ることなく，総合的に判断することに留意すべきである．

6 弁口面積は1cm²未満なのに，最大流速<4m/sec，平均圧較差<40mmHgの時はどう考えるか？

弁口面積は1.0cm²未満だが，最大血流速度が4m/sec未満，平均圧較差が40mmHg未満の場合がある（重度ASの約3割がこのタイプであるとの報告もある）．このような症例の重症度評価には，いくつかの病態を鑑別しなければならない．

a. 偽性重度AS

偽性重度ASとは，大動脈弁に高度な開放制限はないが，左室のポンプ機能が悪いため（LVEFが低いため），大動脈弁を通る血流量が少なく，圧較差も少ない結果，弁が十分に開かず重度のASに計測されてしまう病態である．

b. 真性重度AS－LVEF低下による古典的LF，LG－

LVEF低下からくる古典的LF，LGとは，大動脈弁に高度な開放制限はあるが，左室収縮性低下が原因で心拍出量が低下し，また圧較差が低下する病態である．

前述した「偽性重度AS」とこの「真性重度AS」の2つの病態は，背景も治療手段も異なるため，慎重な鑑別が必要となる．これらの低心機能例は，ドブタミン負荷心エコー図dobutamine stress echocardiography（DSE）で鑑別することができる．段階的にドブタミンを投与しながら弁口面積・最大流速・平均圧較差・LVEFなどを評価する方法である．

DSEにより，
- 弁口面積<1.0cm²かつ最大流速>4.0m/secとなる場合は真性重度AS
- 最大流速が変わらず弁口面積が上昇していく場合は偽性重度AS

と診断する．

真性重度ASについては，DSEへの反応の良し悪しにかかわらず，AVRによりLVEFと予後が改善するという報告が数多くあるため，手術を考慮すべきである．一方，偽性重度ASは左室の疾患であるので，原則としてAVR適応にはならない．

真性重度ASで，高度心機能低下例の中にはDSEによる1回拍出量の増加が20％以下の症例がある．そのような症例は左室収縮予備能の低下が示唆され，特に自然経過の予後は不良で，手術リスクも高い．それでも薬物治療と比してAVRには予後改善効果が認められる．

c. paradoxical LF/LG

paradoxical（奇異性）LF/LGは弁口は狭く，LVEFが保たれているにもかかわらず（LVEF>50％），最大流速や平均圧較差が重度の基準を満たさない病態のことをいう．この病態は左室の全周性のリモデリングや線維化で左室サイズが小さくなり，左室拡張能の低下をきたすこと，またLVEFでは表現できない心収縮力の低下からくるものと考えられており，2007年頃から認識されるようになった．

一般の重度ASに比べ，自然予後が悪く，AVRによる予後改善が期待されるとの報告がいくつかなされたため，AHAガイドライン[2]でもClass ⅡaでAVRが勧められている．

近年，この病態の重度ASの中には，必ずし

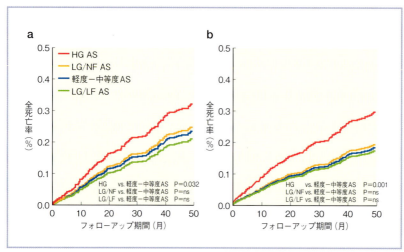

図2 薬物療法(a)および薬物と手術併用療法(b)によって左室収縮性が維持されたLF/LG severe ASの予後(文献9から引用改変)

左室収縮性が維持されたLF/LG severe ASの予後は，軽度・中等度ASの予後に近く，HG severe ASが一番予後不良であることが示された．
AS：aortic stenosis, HG：high-gradient, LG/LF：low-gradient, low-flow, LG/NF：low-gradient, normal-flow.

も予後不良とはいえない群があることも報告されている．2015年には，paradoxical LF/LGの真性重度ASは，軽度・中等度ASと予後が変わらず，AVRによる予後改善もそこまで大きくなかったことも報告された[9]（図2）．

7 TAVIを考慮する場面は？

ASの標準的外科治療は開胸による大動脈弁置換術だが，最近では開胸を必要としない，より低侵襲の経カテーテル大動脈弁留置術transcatheter aortic valve implantation（TAVI）が開発され，2012年から本邦でも保険適用となった．TAVIは，カテーテルを用いて人工弁を透視下に留置する方法で，経大腿動脈アプローチtransfemoral（TF）approachと心尖部を小切開して行う経心尖アプローチtranspical（TA）approach，その他，経大動脈アプローチtransaortic approachなどが用いられている．対象は高齢で症候性の重度ASで，開胸術が困難あるいは高リスク症例である．TAVIに見合った治療にいったん成功すれば早期退院できることは臨床的特徴の一つである．

8 TAVIのエビデンスは？

TAVIのエビデンスが確立され始めたのは，2010年に発表された，PARTNER I Cohort B trialと2011年のPARTNER I Cohort A trialからである．

PARTNER Trialは重度ASの中でSTS（The Society of Thoracic Surgeons：米国胸部外科学会）スコア10以上の手術高リスクの患者を対象とし，Cohort B trialでは，特に手術が不適応であると判断された患者を，TAVI施行群と侵襲的処置をしない標準治療群で比較し，TAVI施行群のほうが圧倒的に予後が良かった（1年死亡率はTAVI施行群が30.7%，標準治療群で50.7%）という報告である（図3）[10]．その予後の優位性は5年後まで追跡したが不変であることが示されている（5年死亡率はTAVI施行群で71.8%，標準治療群で93.6%）．

また，PARTNER IのCohort A trialでは，高リスク患者でAVRとTAVIを比較した際に予後が同等であったという報告がある[11]．

これらの報告を受け，さらに重度ASの患者で，主にSTSスコア4〜8%の中等度リスクの患者をAVRとTAVIに分けて比較したPARTNER II trialでは，やはり予後や脳梗塞のリスクは変わらなかった．TFのみに限定した場合，AVRよりもTAVIのほうが予後が良かったという結果も出ている[12]．

現在AHAガイドライン[2]ではTAVIは，手術非適応患者に対してClass Ⅰ，手術高リスク患者に対してClass Ⅱaにとどまっているが，PARTNER Ⅱ trialの結果を受け，今後TAVIのデバイスの進化や技術の向上に伴い，TAVIの適応範囲が拡大していく可能性が高い．

TAVIの適応決定にはそのリスクも十分考慮する必要がある．弁周囲逆流や脳梗塞，房室ブロックなどの特有の合併症があることや，大腿動脈から大動脈弁に至るまでの動脈の石灰化や蛇行，大動脈弁の形態から適応となりえない症例もある．TAVI術後の予後不良因子には6分間歩行での運動耐容能や低い平均圧較差，腎不全，在宅酸素療法home oxygen therapy（HOT）を要する肺病変などが挙げられている．

TAVI適応症例は高齢・高リスク患者が多く，1例1例を循環器内科・心臓血管外科の医師をはじめとし，コメディカル・麻酔科医・集中治療医によるハートチームでサポートしていくことが重要である．

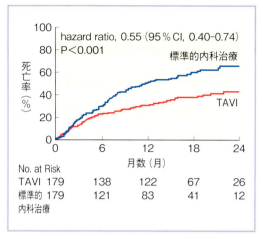

図3 AVR非適応患者のTAVIと標準的内科治療の予後（文献10から引用改変）
AVR非適応症例にTAVIを実施した場合，標準的内科治療と比べて総死亡率はTAVIが優れている．

●文献

1) Ross, J, Jr et al：Aortic stenosis. Circulation 1968；38（1 Suppl）：61-67
2) Nishimura, RA et al：2014 AHA/ACC guideline for the management of patients with valvular heart disease：a report of the American College of Cardiology/American Heart Association Task Force on Practice Guidelines. J Am Coll Cardiol 2014；63：e57-e185
3) Berthelot-Richer, M et al：Discordant grading of aortic stenosis severity：Echocardiographic Predictors of Survival Benefit Associated With Aortic Valve Replacement. JACC Cardiovasc Imaging 2016；9：797-805
4) Otto, CM et al：Prospective study of asymptomatic valvular aortic stenosis. Clinical, echocardiographic, and exercise predictors of outcome. Circulation 1997；95：2262-2270
5) Magne, J et al：Exercise testing in asymptomatic severe aortic stenosis. JACC Cardiovasc Imaging 2014；7：188-199
6) Schwarz, F et al：The effect of aortic valve replacement on survival. Circulation 1982；66：1105-1110
7) Taniguchi, T et al：Initial Surgical Versus Conservative Strategies in Patients With Asymptomatic Severe Aortic Stenosis. J Am Coll Cardiol 2015；66：2827-2838
8) Thalji, NM et al：Untreated aortic valve stenosis identified at the time of coronary artery bypass grafting：thresholds associated with adverse prognosis. Eur J Cardiothorac Surg 2015；47：712-719
9) Tribouilloy, C et al：Low-gradient, low-flow severe aortic stenosis with preserved left ventricular ejection fraction：characteristics, outcome, and implications for surgery. J Am Coll Cardiol 2015；65：55-66
10) Leon, MB et al：Transcatheter aortic-valve implantation for aortic stenosis in patients who cannot undergo surgery. N Engl J Med 2010；363：1597-1607
11) Smith, CR et al：Transcatheter versus surgical aortic-valve replacement in high-risk patients. N Engl J Med 2011；364：2187-2198
12) Leon, MB et al：Transcatheter or Surgical Aortic-Valve Replacement in Intermediate-Risk Patients. N Engl J Med 2016；374：1609-1620

（村石 真起夫・渡辺 弘之）

2 重症ASを診断する

1 手術適応の重症ASはどうやって診断するか

大動脈弁狭窄症 aortic stenosis（AS）の重症度の診断基準は日本（2012年発表，日本循環器学会，日本胸部外科学会，日本心臓外科学会，日本心臓病学会の合同調査班[1]），欧州（2012年発表，欧州心臓病学会（ESC）と欧州心臓血管外科学会（EACTS）の合同特別委員会[2]），米国（2014年発表，米国心臓病学会（ACC）と米国心臓協会（AHA）の合同委員会[3]）いずれのガイドラインにおいても表1のような基準を採用している．以前にはASをきたす人が高齢者に多いという背景もあり，$0.75cm^2$（Mayo Clinicのecho manual）というカットオフ値もあったが，近年では体表面積で補正する$0.6cm^2/m^2$というのが一般的にとなっている．

その弁口面積はドプラを用いて算出した連続の式から得られる大動脈弁口面積 aortic valve area（AVA，cm^2）とBモード動画のある一画面を静止して弁口面積をプラニメトリー法により求めたAVAと2通りある．連続の式から求めるAVAにはいくつものステップがあり，その分誤差が出る（図1）．一方Bモードで硬化した大動脈弁の辺縁をきれいにトレースできるということはむしろまれである（図2）．ゆえにAVAと一般的にいった場合には，ドプラ法を用いて連続の式で求めたAVAを用いることがほとんどである．

またドプラ法を用いて求められたAVAは有効弁口面積 effective orifice area（EOA），トレースによって求めたAVAは解剖学的弁口面積 geometric orifice area（GOA）という場合もある．EOAにはエコードプラ法によって求められるEOA$_{Dop}$とカテーテルによって求められるEOA$_{Gorlins}$がある．この3つの関係は理論的には図3のようになっており，EOAはGOAよりも狭いことが多い（実際にはそれぞれのエラーがあり，逆転する場合も時々ある）．GOAよりもEOAのほうが心臓－弁連関に与える力学的影響は大きいといわれている．

それでもAVAだけでは判断に迷う場合もあり，ASの診断は「AVA，平均圧較差 mean pressure gradient（mPG，mmHg），最大弁口流速 peak velocity（peak V，m/sec）の3つの変

表1 ASの重症度基準

aortic stenosis	mild	moderate	severe
aortic jet velocity (m/sec)	≦2.5	2.6〜2.9	3.0〜4.0	>4.0
mean gradient (mmHg)	-	<20	20〜40	>40
AVA (cm^2)	-	>1.5	1.0〜1.5	<1
indexed AVA (cm^2/m^2)		>0.85	0.60〜0.85	<0.6
velocity ratio		>0.50	0.25〜0.50	<0.25

どのガイドラインもこのように書いてあるが，AVAとmean gradientの基準が乖離することは少なくない．

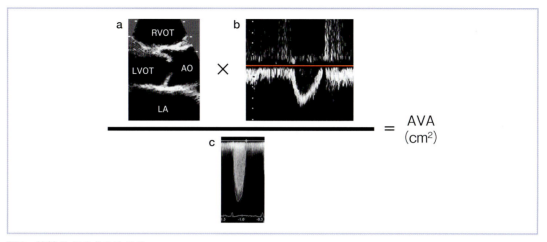

図1 連続の式で求めるAVA
いくつものステップで誤差が生じる.
a. 流出路面積（cm²）
b. velocity（cm/sec）time integral（VTI）（流出路位）＝flow per unit（cm）
c. velocity（cm/sec）time integral（VTI）（大動脈弁位）＝flow per unit（cm）

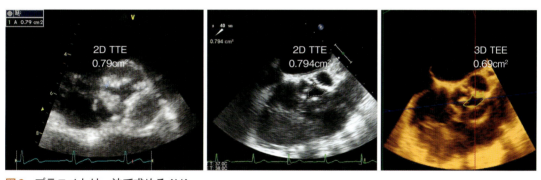

図2 プラニメトリー法で求めるAVA
画像を得るモダリティーによって弁口面積が異なる．基本的には弁尖の辺縁をトレースすることはしばしば難しい．

数を基準に行うこと」，とガイドラインに書いてある．しかしながらガイドラインにはAVAとPGとpeak VがANDなのかORなのかいずれも書いていない．PG/peak V（すなわち連続波ドプラ波形1枚から求めることができる）のほうが測定する部分が1ヵ所で済むため，PG/peak Vのほうが比較的誤差が少ないとして偏重する向きもある．

　実臨床ではどのように考えればよいか．当たり前のことだが，その得られたデータを数値だけ扱うのではなくて，実際の測定のもととなった画像の品質を再度チェックしてみてそのうえで判断すべきだろうと思う．そもそもの得られ

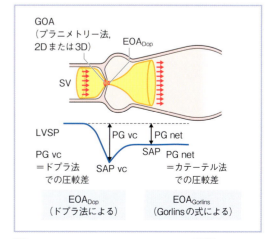

図3 GOA，EOA，Gorlins Areaの関係
理論的にはGOA＞EOA_{Gorlins}＞EOA_{Dop}となるはずである．

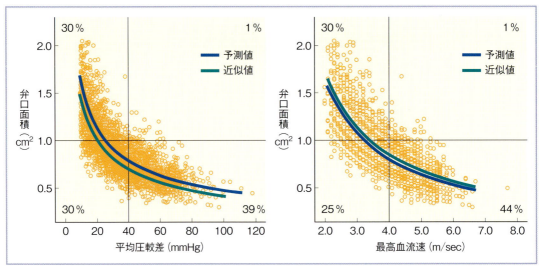

図4 弁口面積と圧較差の関係(文献4から引用改変)
平均圧較差40mmHgに相応するのは弁口面積0.8cm²である.

表2 severe AS を flow と gradient で4群に分ける．Svi＜35cc/m²，mPG＜40mmHg で区切る(文献6から引用改変)

	normal flow (Svi＞35)	low flow (Svi＜35)
high gradient (mPG＞40)	NF/HG AS	LF/HG AS
low gradient (mPG＜40)	NF/LG AS	LF/LG AS

mPG：mean pressure gradient, AS：aortic stenosis, NF：normal flow, LF：low flow, LG：low gradient, HG：high gradient.

た画質の品質を担保したうえでの数値での議論という大原則を再度認識すべきである．

　一方現場では，どんなに正しい測定をしても面積と圧較差の基準が食い違うことはよくあることが知られている[4]．近年のさまざまな研究から重症ASのうち2～3割は圧較差のあまり出ないAS，low gradient ASであることがよく知られるようになった[5]．図4にAVAとPGをプロットした図を提示するが，実はmPGが40mmHgに対応するのはAVAが0.8cm²程度であろうといわれている[4]．その意味でAVAとPGで重症度が異なるというのは，ある意味外的要因(ガイドラインの不備)ともいえる．

　AVAとPGの重症度が異なるもう1つの内的要因は弁血行動態に寄与する因子が3つ(面積A(cm²)，流速V(m/sec)，流量Q(mL/sec))あるのにそのうちの2つで血行動態を記述しようとすることに起因する．面積，流速，流量の関係は当然のことながら，

$$Q = A \times V \quad \cdots\cdots (1)$$

の関係にある．Vと圧較差(ΔP)の関係はベルヌーイの式から，

$$\Delta P \fallingdotseq 4V^2 \quad \cdots\cdots (2)$$

と記述されるため，(1)と(2)を展開するとGorlinsの式(3)である，

$$A = Q/(k \times \sqrt{P}) \quad \cdots\cdots (3)$$

A：弁口面積，Q：流量，mPG：平均圧較差，k：係数，になる．

　すなわち流量を一定としない限り，面積と流速あるいは圧較差は対とはならないことは自明である．

　AVA index＜0.6cm²をsevereとした場合，圧較差と流量で4群に分けることで予後をある程度予測できるとする報告がLancellottiらによりなされた(表2，図5)[6]．すなわち，1回拍出量stroke volume(SV) indexが35cc/m²とmPGが

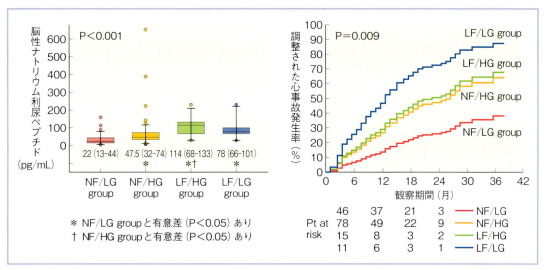

図5 flowとgradientでsevere ASを4群に分けた時の予後の違い（文献4から引用改変）
flowとgradientで4群に分けて無症候性の重症ASをフォローしたもの.
NF：normal flow，LF：low flow，LG：low gradient，HG：high gradient.

40mmHgで区切った場合にlow flow low gradient severe AS，normal flow low gradient severe AS，low flow high gradient severe AS，normal flow high gradient severe ASの4群に分けることができる．このうち，low flow low gradient severe ASは心機能が明らかに悪い（すなわちEFが低い，50％以下）classical low flow low gradient severe ASと心機能は見かけ上は悪くない（すなわち駆出率ejection fraction（EF）は正常であり，末梢血管抵抗の問題が主となる）paradoxical low flow low gradient severe ASに二分される．

ガイドラインではsevere ASの中でもparadoxical low flow low gradient severe AS（以下paradoxical）の場合は「他の方法を用いて重症度を検討すること，症状がASに基づくものか検討すること」とあり，畢竟moderate ASではないということをよく吟味せよ，という内容になっている．一方classical low flow low gradient severe AS（以下classical）の場合は，左室の問題なのか，弁の問題（いわゆるなれの果て）なのかを鑑別するために負荷エコーをすべし，と書いてある．classicalの場合はいずれにして

も左室機能は高度低下しており，治療（薬物療法であれ非薬物療法であれ）を介入するという意味では迷うことはないだろうが，paradoxicalの場合は重症ASであるいう診断自体が問題になるという点で大きく異なる．

近年HFpEF（heart failure with preserved ejection fraction）とHFrEF（heart failure with reduced ejection fraction）の間のHFmrEF（heart failure with mid-range ejection fraction）という概念が登場してきたように[7]，ここでもclassicalとparadoxicalの区分をEF 50％で区切ること自体が本質的にナンセンスではあるのだが，flowが低下している原因が心臓ポンプ機能にあるのか，末梢血管抵抗にあるのかを考えるうえでは二極化して考えることは有用ではあるだろう．近年その間を埋めるべく，paradoxicalにも負荷エコーを施行したほうが真の重症ASを診断できるとする報告が散見される[8]．HFpEFの議論が常に心臓以外の要因，すなわち腎機能障害・貧血・肺疾患・不整脈・栄養状態などとともに議論されるように，paradoxicalもその他の要因（特に拡張能と末梢血管抵抗・しなやかさ）を考慮しなければ患者の症状・予

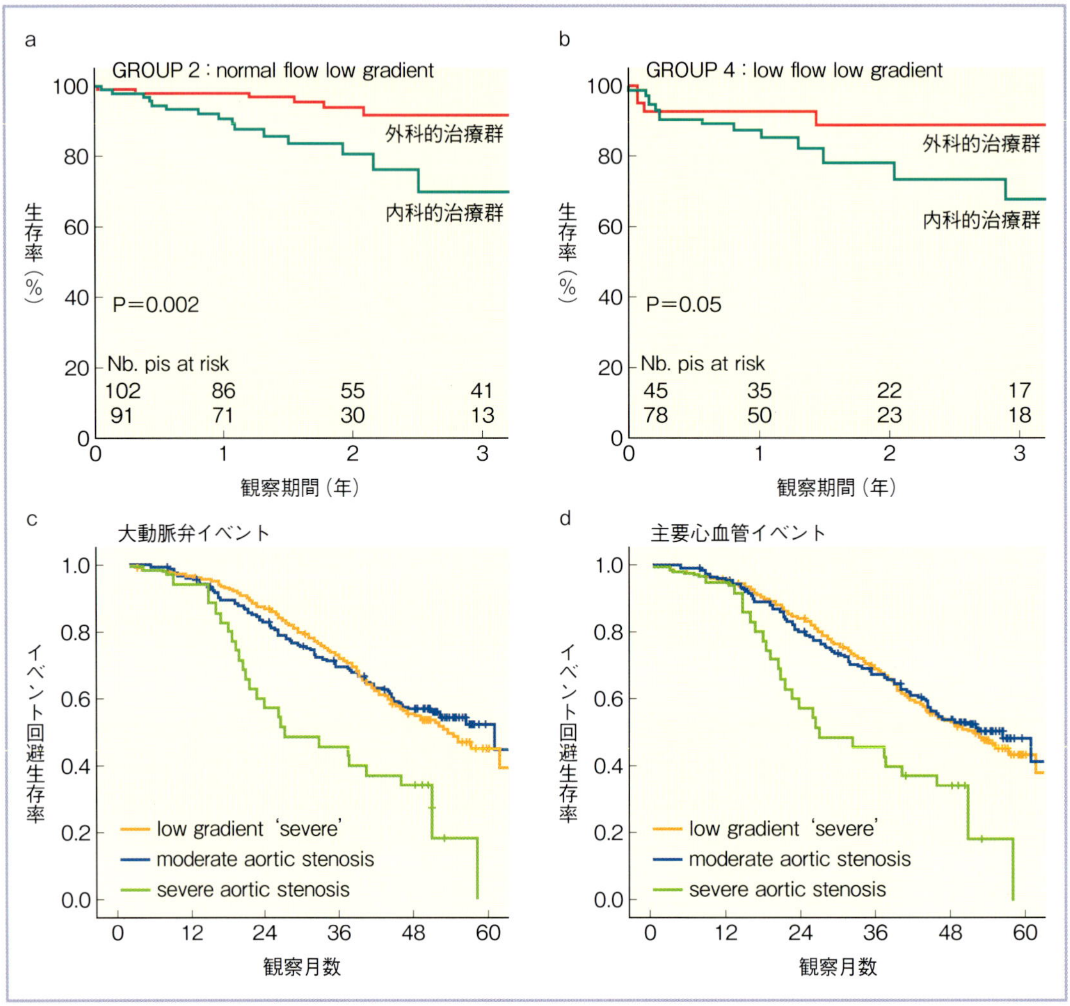

図6 normal flow low gradient, low flow low gradientの予後
Hachichaらの論文[5] (a, b) では，low gradient ASも予後不良とされているが，Janderらの論文[9] (c, d) では，low gradient ASの予後はmoderate ASと同等であるとされている．

後改善は得られないだろう．その意味でparadoxicalは本当に弁への介入が有意義なのか，また弁への介入のみでいいのか，を検討しなければならない．

表2に提示した4群の中でもnormal flow low gradient severe ASは特に厄介な集団である．low gradient severe ASの概念が最初に出てきたHachichaらの論文[5]では，やはり他のsevere ASの集団と同じように予後不良な集団として紹介されたが，近年の報告ではmoderate ASと予後はあまり変わらないのではないかと

いわれている（図6）[9]．実際SV index＜35cc/m^2をlow flowと定義すること自体がなんら生理学的血行動態的根拠があるわけではなく，たぶんに恣意的に定められている．しかしながらそれに異を唱えてもそれを塗り替える大規模研究があるわけでもなく，実際の現場ではnormal flowのlow gradient ASは少し慎重に病態を考え直すこと，ぐらいにとどめておくほうが無難なように思われる．近年発表されたメタ解析ではHachichaらの論文と同じくASのすべてのフェノタイプにおいて予後は不良であるとい

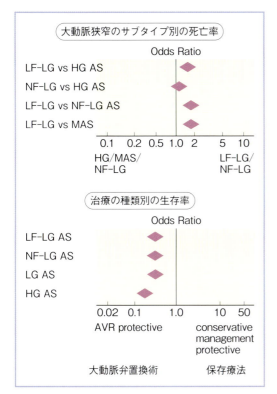

図7 ASの各フェノタイプにおける死亡率（文献10から引用改変）

low gradient ASであってもやはりAVRのほうが予後改善効果があるといえる．

うことが改めて示された（図7）[10]．

2 負荷検査や他の検査をどうするか

a. 負荷検査

症状のある重症AS患者に負荷は禁忌であるが，負荷検査が必要な場合がある．

負荷エコーが必要な状況は，①無症状だが重症ASである場合，②症状はあるが絶対重症ASとはいえない場合，あるいは左室機能障害がすでに認められ，判定が難しい場合の2通りである．

1）無症状だが重症ASである場合

高齢のAS患者は知らず知らずのうちに活動を制限しており，そのため日常生活では症状が

表3 AS患者における運動負荷試験の陽性判定基準

- 心室性不整脈の出現
- 収縮期血圧が20mmHg以上上昇しない，または低下する
- ST低下が認められる
- 壁運動が低下する
- 肺動脈収縮期圧が60mmHg以上になる
- 大動脈弁の平均圧較差が20mmHg以上増加する
- 狭心痛，息苦しさ，前失神，失神などの症状が出現する

症状のある重症ASには原則禁忌であることを忘れてはならない．

ないと主張する場合も少なくない．無症状重症ASの場合は，真に無症状であるかどうかを確認する目的でも運動負荷検査が有用である．運動負荷陽性の基準を表3に示す．ほとんどは心エコーを用いずともよく運動負荷心電図で十分である．心エコーを用いて大動脈弁平均圧較差が18～20mmHg以上増加する場合は予後不良であるとされる[11]．ちなみに今も昔も基本的には有症候性の重症ASには運動負荷は禁忌とされている．

2）症状はあるが絶対重症ASとはいえない場合

low gradient severe ASは心臓そのものの問題，あるいは末梢血管の問題によりflowが低下していることが問題であるので，flowを増大させる方法があれば本当にsevereかどうかがわかる．flowを増大させるには，心収縮力を上げるか，あるいは末梢血管抵抗を下げるかであり，前者の目的ではドブタミンdobutamine，後者の目的ではニトロプルシドnitroprusside[12]を使用する．ニトロプルシドによる負荷方法はカテーテル室で行うべきであり，あまり一般的ではないので本稿では割愛する（ただし重症ASの心不全においてはニトロプルシドによる後負荷減弱療法が勧められている）．

負荷検査ではドブタミン負荷エコーが一般的である．そもそものlow gradient severe ASの

表4 ドブタミン負荷エコーの際の各指標の反応

弁口面積が0.3以上増大すればpseudo ASといわれるが，"pseudo"と"true"の間の症例も時に存在する．

	contractility	flow	gradient	AVA
"pseudo" AS	↑ (ΔWMS>20%)	↑ (Δpeak V>0.6m/s, or ΔSV>20%)	↑ (Δ>10mmHg)	↑ (Δ>0.3cm^2)
fixed "true" AS	↑	↑	↑	↔
non-viabile LV	↔	↔	↔	↔

表5 ドブタミン負荷エコーの判定基準

実はガイドラインにはprojected AVAのことは触れられていないことに注意．

- ΔSV<20%であればflow reserveなしと判断し，手術高リスク因子であり，術後の予後不良因子となる
- どの時点でも弁口面積が1.0cm^{2}を超えれば重症ではない
- どの時点でも弁口面積が1.0cm^{2}以下の時点でpeak velocity>4.0m/secまたは平均圧較差>40mmHgであれば重症ASと診断できる

論文ではドブタミン負荷カテーテル検査を施行していたが，今の時代に研究以外の目的でドブタミン負荷カテーテルをする必要はまったくない．ドブタミン負荷エコーはドブタミンを2.5〜5γから開始し，3〜5分毎にdoseを上げて，10〜20γまで増量する（2009年のEAE/ASEのrecommendation．ACC/AHAのガイドラインでは5γから開始し，5γずつ増量し，20γまでとされている）．ドブタミンは時に血圧低下をきたす場合があり，その場合は患者が呼吸困難などの症状を訴えることがある．症状悪化，不整脈出現，新たな壁運動低下がある時には検査を注視すべき時である．副作用が出なかった場合は，陽性所見が得られた場合，あるいは心拍数が10〜20/min増加した場合，または心拍数が100以上になった場合に注入を中止する．

判定の方法は古典的には収縮能（SV，Q，EF），AVA，peak V，mPGの4つの変化を評価する（**表4**）．ドブタミン負荷エコーの実臨床における判断基準はいまだ議論の余地がある分野ではあるが，**表5**に示すような指針が提唱されている（2009年EAE/ASEの心エコーによる弁狭窄評価のガイドライン[13]）．Pibarotらはprojected valve areaという概念を提唱し，ドブタミン負荷エコーを行い，flow rate（単位：cc/min）が250cc/minとなる時点での弁口面積を求めることで，介入が必要なASかどうかを判定する方法を提唱した（**図8**）[14]．しかしながらこの方法はいくつかの問題点があり，ガイドラインに収載されるような方法とはなっていない．

エコーの撮像にはある程度のコツがいる．基本的にはドプラの入射方向を検査中一定に保つことである．かつ左室流出路 left ventricular outflow tract（LVOT）のパルスドプラのROI（関心領域 region of interest）を置く場所については検査中にずれないように必要に応じて呼吸の調整をするなどして一貫性のあるデータをとるように心がける．撮像のしやすさから心尖部アプローチが推奨される．LVOT径はベースラインにとったものを同一と考え，検査中同じ値を採用する．

b. 経食道心エコー検査

石灰化が著明な弁尖においては弁尖の境界を鮮明に描出することは難しく，それゆえに経胸壁心エコー検査でプラニメトリー法が推奨されないのと同様，経食道心エコーによってもAVAをトレースし重症度評価とすることは求められていない（2009年のEAE/ASE recommendation[13]および2012年のESCガイドライン[2]）．僧帽弁など他の弁疾患を評価する必要がある時はもちろん経食道心エコー検査は有用であろう．一方近年では三次元経食道心エコー画像の画質が格段に向上し，三次元MPR画像を用いたAVAはGOAを求めるという意味で

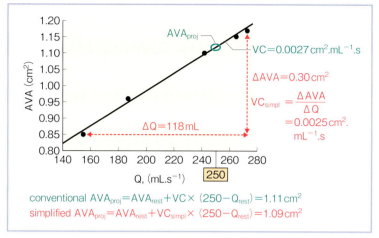

図8 projected AVA の求め方（文献14から引用改変）

ドブタミン負荷エコーを行い，Q を求めることで Q＝250 の時点での AVA を求める．
VC：valve compliance．

は最も有用であると思われる（図2）．一方 GOA と EOA では予後に寄与するのは EOA であり，あくまで経食道心エコー（たとえ三次元心エコーを用いても）による弁口面積評価（GOA）は参考程度ということも忘れてはならない．

c．カテーテル検査，MRI，心臓CT

カテーテル検査で求める圧較差，MRI で求める流速および心拍出量は，エコーでの圧較差測定が十分でない時に補完的に有用である．特に paradoxical low flow low gradient AS の場合など，弁口面積と圧較差と症状が合致しない時には，カテーテルによって圧較差および Gorlins の式から EOA を求めることは有用であると思われる．近年経カテーテル的大動脈弁留置術が広まるにつれ心臓CTを用いた大動脈弁の評価が広く行われるようになっている．弁尖の石灰化スコアが女性で1,200，男性で2,000アーガストンスコアであれば高度石灰化，すなわち重症 AS が示唆される[15]．

3 中等度AS患者はどのようにすればよいか

通常 AS が軽度（AVA＞1.5cm^2）であれば治療の対象にはならない．中等度（1.0cm^2＜AVA＜1.5cm^2）でも通常は治療の対象とはならないのだが，ガイドラインでも冠動脈バイパス術など別の手術を行う際には，中等度AS であれば同時に大動脈弁置換術 aortic valve replacement（AVR）も追加したほうが望ましいとされる[1～3]．ASは進行性の疾患であり，数年後にバイパス術後の状態で AVR を行うことのリスクが単純な AVR と比較すると有意に上昇することが予測されるためである．冠動脈バイパス術の際に平均圧較差が30mmHg 以上あれば同時に AVR を施行すべきであるともいわれている．

ESC/EACTS の2014年のガイドラインでは moderate AS は1～2年の間隔でのフォローでよいとされる[2]．

ACC/AHA のガイドライン[3]では stage B の moderate AS を2つに分け，peak V が3.0～3.9m/sec の stage B moderate AS は1～2年ごとのフォローアップ，peak V が2.0～2.9m/sec の stage B moderate AS は3～5年ごとのフォローアップが必要であるとされている．また大動脈硬化症（peak V が2.5m/sec 以下で，限局性の大動脈弁弁尖の石灰化および弁尖の肥厚の所見があるもの）は5年以内に10％が AS に進行するため定期的なフォローが必要とされている．大動脈二尖弁も同様である．

● 文献

1) 日本循環器学会．循環器病ガイドラインシリーズ2012年版：弁膜疾患の非薬物治療に関するガイドライン（2012年改訂版）http://www.j-circ.or.jp/guideline/pdf/JCS2012_ookita_h.pdf（2017年2月閲覧）
2) Vahanian, A et al：Guidelines on the management of valvular heart disease (version 2012)：the Joint Task Force on the Management of Valvular Heart Disease of the European Society of Cardiology (ESC) and the European Association for Cardio-Thoracic Surgery (EACTS). Eur J Cardiothorac Surg 2012；42：S1-S44
3) Nishimura, RA et al：2014 AHA/ACC guideline for the management of patients with valvular heart disease：executive summary：a report of the American College of Cardiology/American Heart Association Task Force on Practice Guidelines. J Am Coll Cardiol 2014；63：2438-2488
4) Minners, J et al：Inconsistencies of echocardiographic criteria for the grading of aortic valve stenosis. Eur Heart J 2008；29：1043-1048
5) Hachicha, Z et al：Paradoxical low-flow, low-gradient severe aortic stenosis despite preserved ejection fraction is associated with higher afterload and reduced survival. Circulation 2007；115：2856-2864
6) Lancellotti, P et al：Clinical outcome in asymptomatic severe aortic stenosis：insights from the new proposed aortic stenosis grading classification. J Am Coll Cardiol 2012；59：235-243
7) Lam, CS et al：Understanding Heart Failure With Mid-Range Ejection Fraction. JACC Heart Fail 2016；4：473-476
8) Clavel, MA et al：Stress echocardiography to assess stenosis severity and predict outcome in patients with paradoxical low-flow, low-gradient aortic stenosis and preserved LVEF. JACC Cardiovasc Imaging 2013；6：175-183
9) Jander, N et al：Outcome of patients with low-gradient "severe" aortic stenosis and preserved ejection fraction. Circulation 2011；123：887-895
10) Dayan, V et al：Outcome and impact of aortic valve replacement in patients with preserved LVEF and low-gradient aortic stenosis. J Am Coll Cardiol 2015；66：2594-2603
11) Garbi, M et al：Valve stress echocardiography：a practical guide for referral, procedure, reporting, and clinical implementation of results from the HAVEC Group. JACC Cardiovasc Imaging 2015；8：724-736
12) Popovic, ZB et al：Effects of sodium nitroprusside in aortic stenosis associated with severe heart failure：pressure-volume loop analysis using a numerical model. Am J Physiol Heart Circ Physiol 2005；288：H416-H423
13) Baumgartner, H et al：Echocardiographic assessment of valve stenosis：EAE/ASE recommendations for clinical practice. Eur J Echocardiogr 2009；10：1-25
14) Blais, C et al：Projected valve area at normal flow rate improves the assessment of stenosis severity in patients with low-flow, low-gradient aortic stenosis：the multicenter TOPAS (Truly or Pseudo-Severe Aortic Stenosis) study. Circulation 2006；113：711-721
15) Cueff, C et al：Measurement of aortic valve calcification using multislice computed tomography：correlation with haemodynamic severity of aortic stenosis and clinical implication for patients with low ejection fraction. Heart 2011；97：721-726

〔有田　武史〕

ASの手術はいつどのように施行する?

1 手術が安全にできるか?
−患者個々の手術リスク評価−

　手術適応を示すガイドラインには,よく「手術リスクが妥当であれば」という条件がついていることが多い.医療におけるすべての決定はリスク・ベネフィットを天秤にかける必要があり,手術でベネフィットを得られる大動脈弁狭窄症 aortic valve stenosis(AS)患者であっても正確な手術リスク評価が不可欠である.リスク評価のツールとして,現在成人心臓血管外科領域ではSTS Risk Calculator,EuroSCORE,JapanSCOREの3つが用いられることが多い.

　ここでは各スコアリングシステムの作られた背景や特徴について解説する.また高齢患者では患者個々の身体生活レベルの脆弱性−frailtyを評価することの重要性に注目が集まっており,いくつかのfrailty scoreについても併せて紹介したい.

a. 手術リスクスコアリングシステム

1) STS Risk Calculator

　STS Risk Calculatorは米国胸部外科学会 The Society of Thoracic Surgeons(STS)のNational Clinical Database(NCD)を基につくられたリスクスコアリングシステムである.現在のリスクモデルは2002〜2006年の5年間の計100万例近い症例を基に作成された.術式別のモデルに基づいてリスクスコアを計算するため,複合手術への対応が限られている.年齢・性別さえわかれば,他の因子を入力しなくても各項目が最も低リスクと仮定されて計算が可能である.そのため欠損因子があれば,実際より低いリスクスコアが出ることになる.

2) EuroSCORE

　EuroSCOREは1998年のEuropean Association for Cardio-Thoracic Surgeryの学術集会で初めて発表されたリスクスコアリングシステムである.EuroSCOREのリスクモデルは術式別であるSTS Risk CalculatorやJapanSCOREと異なり,すべての開心術を対象として1つのリスクモデルが作成されている.複合手術にも対応することができ,入力する因子数が少ないため用いやすい.

　当初のEuroSCOREはスコアを加算していくモデルであったが,予測死亡率が低く算出される傾向があった.2003年にロジスティック回帰分析を用いたモデル(logistic EuroSCORE)が発表され,高リスク症例における精度が向上した.しかしlogistic EuroSCORE発表後も心臓外科手術の成績が向上し,徐々に予測死亡率が高く算出されてしまうようになり,2012年にEuroSCORE Ⅱがリリースされた.EuroSCOREはEuroSCORE study groupという団体が任意で集めた症例を基に作成されており,全例登録が義務付けられているデータベースが母体でないため,ヨーロッパの中でも成績の良い施設を中心としたデータとなっている.

3) JapanSCORE

　JapanSCOREは日本成人心臓血管外科手術データベース(JACVSD)のデータを基に作成されたリスクスコアリングシステムである.術

表1 リスクスコアモデルの背景と特徴

	STS Risk Calculator	EuroSCORE II	JapanSCORE II
モデル症例の時期	2002〜2006年	2010年5〜7月	2005〜2009年
対象症例総数	986,301	22,381	69,069
スコア算出可能手術	単独CABG 単独valve valve+CABG	人工心肺使用手術すべて	単独CABG valve(大動脈以外の複合手術含む) aorta(複合手術含む)
計算可能なアウトカム	mortality + 9つのエンドポイント	mortalityのみ	mortality + 11のエンドポイント

式毎にリスクモデルを作成しているが，対応している術式は単独冠動脈バイパス術 coronary artery bypass grafting(CABG)，弁手術(大動脈以外の合併手術を含む)，大動脈手術(すべての合併手術を含む)であり，実際はほとんどの複合手術に対応している．

JapanSCOREも他のスコアリングシステム同様バージョンアップが行われており，2015年にJapanSCORE IIが公開されている．そのモデルは2005〜2009年のJACVSD登録症例で計7万例近い症例から作成されている．最大で11のエンドポイントのリスクが計算できるようになっており(術式毎に算出できるエンドポイントリスクが異なる)，STS Risk Calculatorにはない項目として消化管合併症，対麻痺，周術期心筋梗塞などの予測発生率が算出できる．

4) スコアリングシステムの違いと使い分け

3つのスコアリングシステムの背景と特徴を**表1**にまとめた．加えて，使用するうえで忘れてはいけないのは，モデルの母体となった患者背景の違いである．人種の違いはもちろん，体格や透析患者の割合が大きく異なる．EuroSCORE IIでは平均BMIが27.4，平均体表面積 body surface area(BSA)が$1.87m^2$，透析患者率が1.1％であった．STS Risk Calculatorでは，BSAが$2.0cm^2$以上の症例が47％を占め，BMIが30以上の症例が39％，透析患者率は1.6％であった．それに比してJapanSCORE IIでは平均BSAが$1.6m^2$でBMIが30以上の症例はわずかに全体の3.8％のみであり，透析患者率は6.9％と高い．

3つのリスクスコアリングシステムは，その違いを理解し適切に使い分けることが重要と思われる．筆者は下記のような使い分けを実施している．

- 実際の手術リスク評価および患者との共有には最新の本邦データから作られたJapanSCORE IIを用いる．
- 国際学会や論文などでは，世界的にメジャーなSTS Risk CalculatorまたはEuroSCORE IIを用いる．
- STS Risk Calculatorは限られた術式のみに対応しているため，対応できない複合手術にはEuroSCORE IIを用いる．

b. frailtyの評価

高齢者は患者個々によって実年齢と機能年齢に大きな差があることもあり，先述のリスクスコアでは反映されない患者の脆弱性(frailty)を評価することが重要である．現在発表されているスコアリングシステムの数は20以上に及ぶが，どのスコアリングシステムが手術リスクを考えるうえで最も適しているのかは不明である．Frailty Assessment Before Cardiac Surgeryと呼ばれる前向き試験では5m歩行時間が6秒以上の群は術後死亡または主要合併症の発症率が3倍多かったと報告している．現在高リスクAS患者に対する外科的大動脈弁置換術 surgical aortic valve replacement(SAVR)または経カテーテル大動脈弁置換術 transcatheter aortic valve replacement(TAVR)の適応を無作為に割り付けられた異なるfrailtyスコアリングシステムを用いて決定し，その成績を比較するFRAILTY-AVRというトライアルが進行中であり，その中で使用されている3つのfrailtyスコアリングシステムを紹介する．

1) Fried scale

The Johns Hopkins Medical Institution のFriedらが2001年に発表したスケール[1]．frailtyを萎縮（1年間での意図しない5kg以上の体重減少），疲労（自己申告による疲労感），虚弱（性別とBMIで調整した握力が平均の20％以下），緩慢（性別と身長で調整した5m歩行速度が平均の20％以下），活動性低下（1週間の消費カロリーが男性383kcal未満，女性270kcal未満）の5つの表現形に分類，3項目以上陽性のものをfrailとしている．

2) CSHA Clinical Frailty Scale (CFS)

1991年から開始されたCanadian Study of Health and Agingという前向き試験の第2相で提唱された評価スケールである[2]．生活の状態を壮健（very fit）から疾患の終末期（terminally ill）までの9段階に分類して表現している．

3) short physical performance battery (SPPB)

この評価方法は，St. Ambrose UniversityのPuthoffが2008年に発表したもので[3]，日常動作を模した単純なテストで下肢の機能を評価する．静的バランステストと歩行スピード，椅子から立ち上がったり座ったりを繰り返すという3つのテストで，それぞれ0〜4点で採点される．合計得点が3点以下のものをsevere limitationsと分類している（表2）．

表2 short physical performance battery（文献3から引用）

静的バランステストと歩行スピード，椅子から立ち上がったり座ったりを繰り返すという3つのテストで，それぞれ0〜4点で採点される客観性の高い評価方法

Date：＿＿＿＿＿＿＿＿＿＿＿＿＿＿

Balance Score

Unable to hold side by side stance for >9 seconds	0 points
Side by side stance for 10 sec, but unable to hold semitandem for >10 sec	1 point
Semitandem for 10 sec, unable to hold full tandem for >2sec	2 points
Full tandem for 3-9 sec	3 points
Full tandem for 10 sec	4 points

Walk Score (4 Meter or 13.12 feet)

Unable to walk	0 points
If time is more than 8.70 sec	1 point
If time is 6.21 to 8.70 sec	2 points

Time 1：＿＿＿＿＿＿

If time is 4.82 to 6.20 sec	3 points
If time is less than 4.82 sec	4 points

Time 2：＿＿＿＿＿＿

Chair Stand Score

If the participant was unable to complete the 5 chair stands	0 points
If chair stand time is 16.7 sec or more	1 point
If chair stand time is 13.7 to 16.6 sec	2 points
If chair stand time is 11.2 to 13.6 sec	3 points
If chair stand time is 11.1 sec or less	4 points

Time：＿＿＿＿＿＿

Total Score ＿＿＿＿＿＿

Converted Gait Velocity (13.12/time in seconds)*0.68＝mph) ＿＿＿＿＿＿

2 手術か経過観察か？ － 無症候性severe ASの手術適応 －

症状を伴うsevere ASに対する手術適応は手術リスクが妥当であれば迷うことはないが，無症候性severe ASに対する手術適応は議論の残るところであり，実臨床でも迷うことが多い．2014年に発表されたACC/AHAのガイドラインではいくつかの状況において無症候性severe ASに対しての手術推奨が提示されたので，その根拠も合わせて解説したい[4]．

a. 他の心臓手術時におけるAVR併施

他の心臓手術時に無症候性severe ASに対して介入，無介入を比較したスタディはない．術中術後の血行動態や術後に症候性severe ASに進行するリスクを考慮すると，大動脈弁置換術 aortic valve replacement（AVR）を併施することは妥当と考えられており，Class Iでの推奨となっている．

b. LVEFが50％以下の症例

低左室駆出率left ventricular ejection fraction（LVEF）やlow-flow low-gradient severe AS症例に対してAVRが予後改善に有効であるという報告は多いが，無症候性に限ってそれを

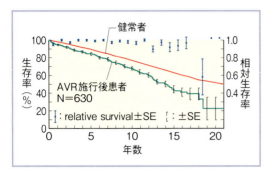

図1 AVR施行後患者と健常者との生存曲線の比較（文献5から引用）

術後10年を超えるあたりから徐々に健常者に比して死亡率の上昇がみられる．死因の半数は心不全死であり，AVR施行までの心筋障害が遠隔死亡に寄与している可能性が示唆された．

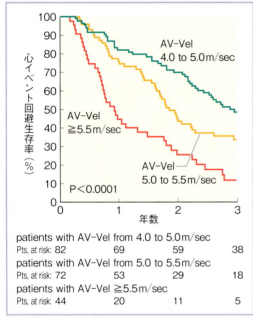

図2 最大流速（AV-Vel）と心イベント発生率の関係（文献6から引用）

流速が上がるほど心イベント発生率は上昇する．5.5m/sec以上では1年で6割の患者に心イベントが発生した．

示したスタディはみられない．無症候性であってもsevere AS症例は圧負荷に長期間さらされることにより，不可逆性の心筋障害が進行することを示唆する報告がなされている．Lundは無症候性severe ASに対するAVRを施行した630例（ほとんどが機械弁）の長期生存率を調査した．無症候性severe AS患者の術後生存曲線はコントロール群とほぼ平行であるが，10年目を超えたあたりから徐々にコントロール群と比較して死亡率の増加がみられるという結果であった（図1）．その死因の半数以上は心不全死であり，術前LVEFは解析因子に含まれていないものの，術前の肺うっ血や圧較差が大きい症例ほどAVR後の遠隔死亡を起こしやすいという結果となった[5]．severe AS患者におけるLVEFの低下は圧負荷による不可逆性の心筋障害が起こり始めていることを示唆しており，AVRによってLVEFが改善することが多いことから，無症状であってもLVEFが低下している症例には積極的にAVRを考慮すべきと考えられている．ガイドラインでなぜLVEF 50％をカットオフ値としたかは不明である．

c. very severe AS（最大流速5m/secまたは平均圧較差が60mmHg超）で手術リスクの低い場合

この場合ClassⅡaで推奨されている．Rosenhekらは116例の無症状の最大流速5m/sec以上のvery severe AS患者の自然歴を調査した．4年間での心イベント回避生存率は12％で，流速5.5m/sec以上の患者ではわずかに4％であった[6]（図2）．

さらにKangらは197例の無症候性very severe AS患者に対して早期手術と症状出現を待って手術を行うという従来の管理を比較したところ，早期手術群では6年での心臓死亡率は2％であったのに対し，従来の管理を行った群では32％であったと報告．上記よりvery severe ASは早期に症状発現や重篤なイベントを発生する可能性が高く，手術リスクがベネフィットを上回らない限り早期に手術加療を検討することは妥当と考えられる．

d. 運動負荷試験で運動耐容能および収縮期血圧の低下がみられる症例

運動負荷試験で明らかな症状が出現する場合

はClass Ⅰだが，症状が出現しなくても収縮期血圧がベースラインから低下したりする症例はClass Ⅱaで推奨されている．その根拠となるスタディでは，49例の最大流速2.5m/sec以上の無症候性AS症例をフォローアップしたところ，運動負荷陽性症例では2年以内に80％程度で症状が発現すると報告されている．運動負荷試験に関する詳細に関しては前章で述べられており，ここでは割愛する．

e. 年間0.3m/sec以上の最大流速の上昇がみられる症例

無症候性severe ASの中でも，進行の早い症例に関しては突然死の危険があり，注意が必要である．Pellikkaらは最大流速4.0m/sec以上のsevere ASで無症状の622例をフォローし，約7割の患者が5年の間に有症状となり，かつ無症状のまま突然死する患者も4％程度にみられたと報告した．またNistriらの報告によると年間0.3m/sec以上最大流速が上昇するfast progression群では有意にAVRが必要となる患者や死亡率が高かったと報告した．進行の早いASで患者のリスクが低い症例では積極的にAVRを施行してもよいと考えられる．

日本胸部外科学会のannual reportによると2013年の単独AVRの30日死亡率は2.2％，病院死亡率は2.9％であり，2009年度に比較して改善傾向を認めている（2009年度30日死亡率：2.5％，病院死亡率：3.3％）．STSのデータでも死亡率は年々低下傾向にあり，2016年現在では2％前半となっている．全体的なAVRの成績は改善傾向にあり，生体弁の耐久性および機械弁の機能の向上に伴う血栓症の減少，抗凝固療法の緩和により，無症候性ASへの治療適応は今後拡大してくる方向性にあると考えられる．

現時点では左室機能の低下を伴わない無症候性severe ASに対する早期AVRは手術適応となっていないが，現在AVATARトライアルという左室機能の低下のない無症候性severe ASに対する早期の待機的AVRと保存的加療に関する大規模前向き無作為多施設臨床研究が行われており，その結果が期待される．

3 同時に手術するべきか？ －moderate ASのマネジメント－

ACC/AHAのガイドラインにおいて，moderate ASを有する症例に対して，その他の心臓手術を施行する場合にAVRを併施することがClass Ⅱaで推奨されている．

ASは進行性の病変であり，mild～moderate ASの症例のうち，40％が5年以内で死亡またはAVRが必要となったという報告がある．再手術を行うリスクを考えると，他の心臓手術施行時にmoderate ASに対してAVRを施行することは妥当である．しかしながら，当然適応は個々の症例の手術リスクに合わせて決定されるべきである．単独手術を複合手術にすることで手術リスクは上昇するが，その上昇率は個々の症例によって異なる．例えば，オフポンプ手術が安全にできるような冠動脈疾患症例で，上行大動脈の高度石灰化を伴っていれば，AVRを併施することで大動脈の遮断，切開，縫合が必要となり，手術リスクを大幅に上昇させる場合もある．Gillinovらのレビュー記事によると，動脈疾患に合併するmoderate ASの多くは70～80歳代の患者に多くみられ，それらの患者に単独CABGを施行した後にAVRが必要となるまでの平均期間は4～8年であった．

moderate ASの同時手術を行う根拠として，初回手術から年月を経て再開心術でAVRを行う際の手術リスクが高い可能性があるという問題がある．しかし，現在はTAVRが普及しており，必ずしも再開心術が必要というわけではない．開心術後のTAVRに関してはその安全性が確立しているといってもよい．多枝冠動脈疾患とmoderate AS症例に対して，CABGのみを行い，ASが進行して症候性severe ASになった時点でTAVRを行うというオプションもありうる．このような治療戦略の適応や有用性は今後の臨床研究で明らかにされるべきである．

4 65歳のAVR,生体弁か機械弁か?

人工弁の選択は,単純に年齢をカットオフにして決めるのではなく,患者1人1人の病態,生命予後,コンプライアンス,希望などを考慮して適切な弁を選択することが最も肝要である.2014年のACC/AHAのガイドラインでは,弁種は患者と情報共有をしたうえで選択することがClass Iで推奨されている.弁種の選択に関するガイドライン推奨について考察する.

a. 抗凝固療法が禁忌または適切に行えない,さらに抗凝固療法を希望しない患者にはいかなる年齢でも生体弁を用いてよい(Class I 推奨)

今日の生体弁の耐久性の向上,再AVRの成績向上,TAVRの出現によるvalve in valve implantationが可能となったことなどから,生体弁の最も大きな問題である人工弁構造的劣化の発生率および発生した場合のデメリットが低減して,若年者への生体弁使用を許容できると考えられるようになった.しかしながら現時点では,抗凝固療法の禁忌がない若年者に生体弁使用を積極的に推奨できるほどのエビデンスはない.詳細は後述するが,抗凝固療法が禁忌または患者の希望で行いたくない場合を除いて,60歳未満の患者には機械弁が推奨されている.

b. 70歳以上は生体弁使用が妥当(Class IIa 推奨)

以前の欧米ガイドラインや本邦の現行ガイドラインでは65歳がカットオフとして考えられてきたが,2014年のACC/AHAのガイドラインでは60歳未満は機械弁,70歳以上は生体弁使用,60〜70歳に関しては生体弁,機械弁のいずれを使用してもよいという方針がClass IIaで推奨された.これまでの報告で生体弁の推定人工弁構造劣化期間が12〜18年であり,65歳未満でAVRを受けた患者が寿命までに人工弁構造劣化を発生する確率は20〜65%,65歳以上では4〜22%と著明に低いことが示されている.生体弁の耐久性は日々向上しており,2015年のBourguignonらの報告では,人工弁構造劣化の発生率は71歳以上では15年でわずかに1.9%のみで,推定人工弁構造的劣化期間は19.7年であった.これらの結果からも70歳以上の生体弁使用は妥当である.

c. 60歳未満は機械弁使用が妥当(Class IIa 推奨)

Hammermeisterらは退役軍人病院での前向き無作為比較試験を行い,1977〜1982年のAVR適応患者394例(対象の92.4%が70歳以下)を手術室で無作為にBjörk-Shileyの一葉機械弁かHancockブタ弁かに割り付け,その遠隔成績を調査した[7].97%以上の患者が18年以上のフォローを完遂されており,その結果,生存率は機械弁のほうが良いという結果であった.生体弁の生存率は術後10年頃から若干悪くなる傾向がみられ,生体弁の構造的劣化に伴う心不全や再手術が生存率低下の原因と考えられた.血栓塞栓イベントや人工弁感染など生体弁で優位と思われたアウトカムに関して有意差はみられず,唯一生体弁が勝っていたのは出血イベントの回避率のみであった(図3,4).比較的最近のスタディでも60歳未満のAVR患者で,機械弁(二葉弁)群と生体弁(ウシ心膜弁)群を比較したところ,機械弁のほうが10年生存率が勝っていた(98% vs. 90%)との報告がある[8].

血栓塞栓イベントや抗凝固薬による出血イベントが機械弁の欠点であるが,出血イベントは厳格な抗凝固療法管理で減らせることが知られている.Badhwarらは65歳以下のON-X(オンエックス)人工弁(米国,ON-X LTI社製)使用例にPT-INR値2.0をターゲットにホームモニターを用いて抗凝固を行ったところ,平均フォローアップ期間4年で出血イベントはゼロ,血栓塞栓イベントは0.77%/年であった.これは

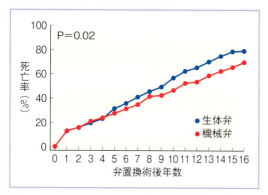

図3 無作為比較試験における生体弁と機械弁の死亡率の比較（文献7から引用）
9年目頃から生体弁の死亡率の上昇がみられる．

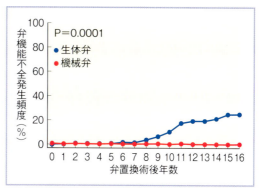

図4 生体弁と機械弁の人工弁機能不全の発生頻度の比較（文献7から引用）
図3と同様に9年目頃から生体弁に機能不全の発生がみられる．

年齢，性別，弁位，NYHA，EF，心房細動の有無と術前クレアチニン値がマッチした生体弁群の0.78％／年と同等であった．

d. 60〜70歳ではボーダーラインにおける弁種選択

あるカットオフ年齢で生体弁か機械弁かを決めることは実臨床にそぐわないことも多く，ガイドラインでどちらの弁種でもよいボーダーラインを設けたことはより現実的な推奨といえる．周知のように機械弁と生体弁は一長一短であり，100％の正解はない．

以下に示すような因子を考慮して，個々の症例毎によりベネフィットが大きく，リスクが小さい人工弁を選択するべきである．

e. 弁種選択因子

① 機械弁寄りの因子

- 余命が長い（20年以上）．
- 患者が再手術の回避を第一に考えている，または再手術の際のリスクが高いと予測される．
- コンプライアンスが高い．
- 僧帽弁位に機械弁が入っている，または弁膜症以外の疾患で抗凝固薬を要する．
- 生体弁の劣化が通常より早いと予測される．

② 生体弁寄りの因子

- 余命が短い（20年未満）．
- 患者が抗凝固薬内服の回避を第一に考えている，または抗凝固薬による副作用リスクが高い．
- コンプライアンスが低い．
- 神経質である（機械弁のクリック音が気になるかもしれない）．
- 出血性疾患の既往や強い家族歴がある．
- 出産希望がある．
- valve in valve implantationが制度上あるいは経済的に可能である．

今後の科学技術の発展により，これらの因子が弁種決定に影響する程度は大きく変化する可能性がある．生体弁の抗石灰化技術がさらに進歩する，あるいはvalve in valve implantationの長期予後が良好と判明することがあれば，若年者への生体弁使用が進むであろう．機械弁の抗血栓性や静寂性がさらに進歩する，あるいは副作用が少ない抗凝固薬が開発されるようなことがあれば，機械弁の適応が広がるであろう．

抗血栓性の進歩については，ON-X人工弁を用いたAVR後に術後3ヵ月以降はターゲットPT-INR値を1.5〜2.0とすることが米国食品医薬品局Food and Drug Administration（FDA）によって正式に認可された．血栓リスクの高い患者を対象に無作為比較試験が行われ，PT-

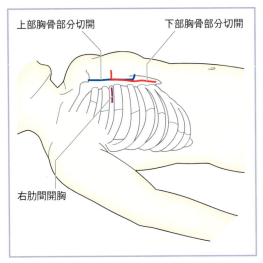

図5　MICS-AVRにおける切開線

INR値1.5～2.0でのコントロールとPT-INR値2.0～3.0でのコントロールを比較して，3年の期間で前者のほうが出血イベントは有意に低く，血栓塞栓イベントに差がないことが証明された．現在は，血栓リスクの低い患者に対してアスピリンのみとワルファリン＋アスピリンで比較試験が行われている．

5　SAVRの進歩

外科医の手術技術や体外循環，周術期管理は進歩しているが，心停止下に弁を切除して人工弁を縫着するというコンセプトは長年変わっていない．しかし，心臓へのアクセスは従来の胸骨正中切開だけでなく胸骨を温存する低侵襲心臓手術 minimally invasive cardiac surgery（MICS）アプローチが近年普及しつつある．AVRにおけるMICSアプローチには，右小開胸法や胸骨部分切開法，傍胸骨切開法などがある（図5）．

MICSアプローチはその利点と欠点をよく理解し，適切な患者に適用することが重要である．これまでの報告では胸骨正中切開に比して手術死亡や遠隔死亡などがMICSで改善するということは示されていない．Johnstonらは，単独施設における大規模な後ろ向き観察比較研究で，1,193例の胸骨部分切開アプローチによるAVRと1,496例の胸骨正中切開のAVRをpropensity scoreマッチングで比較した．胸骨合併症の頻度には有意差を認めなかったが，術後の人工呼吸管理時間，呼吸不全の頻度，術後出血量，輸血率，術後入院日数は前者が有意に優れているという結果を示した．しかし一方，MICSアプローチは胸骨正中切開に比して手術時間，人工心肺時間，大動脈遮断時間が長くなることが示されている．手術時間などが長くなることでアウトカムに悪影響を及ぼすような症例（例えば重度の低心機能症例など）では避けるべきであろう．MICSアプローチは手術死亡，脳梗塞などのハードエンドポイントを改善することはないため，ガイドラインの手術適応を変えるほどのインパクトはないといえる．しかし，適切な患者選択のもとで行えば，胸骨感染やソフトエンドポイント（入院期間，社会復帰までの期間，輸血量，QOL，美容的整容性など）を改善する有用な手段である．

MICSアプローチの欠点である手術時間などの延長を解決するデバイスとして注目されているのが，欧米ですでに販売され本邦でも使用可能となったsutureless valveである．sutureless valveは弁輪への縫合を基本的に必要とせず，弁輪へ圧着することで固定されるため，縫合時間を省略することで人工心肺時間や大動脈遮断時間を短縮することができる．また，TAVR弁と同様に縫合カフがない分，外科的生体弁よりも弁口面積が大きい．さらにTAVR弁と異なり自己弁尖を切除して植え込むことで，TAVR弁よりもさらに大きな弁口面積が得られる．このことから狭小弁への有用性にも注目されている．Dedeiliasらは体格が小さくかつ大動脈基部も小さな高齢患者に対してsutureless valveと既存の生体弁を25例ずつ使用して比較したところ，sutureless valveで有意に手術時間が短く（平均60分短縮），より大きなeffective orifice area（EOA）（平均$0.4cm^2/m^2$アッ

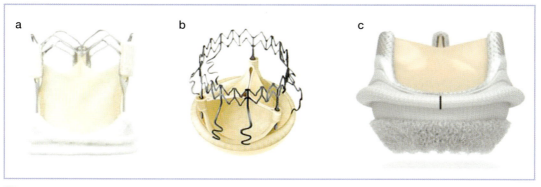

図6 sutureless valve
a. 3F Enable sutureless valve（Medtronic社），b. Perceval sutureless valve（Sorin社），c. Intuity sutureless valve（Edwards社）．

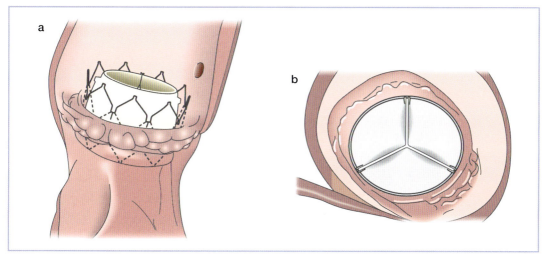

図7 TAVR
aは弁挿入後の横からみた図で，bは上からみた図．

プ）が得られたと報告している．sutureless valveは，短期ハードエンドポイントの改善につながる人工心肺時間や大動脈遮断時間の短縮と，長期ハードエンドポイントの改善につながる弁口面積の増大，さらにはMICSアプローチによるソフトエンドポイントの改善と合わせて，今後ガイドラインの手術適応を変えていくかもしれない（図6）．

6 SAVR vs TAVR

TAVRは2002年に初めて施行されて以来，ヨーロッパを中心に瞬く間に広まり，現在ASに対する確立された治療オプションとなっている（図7）．

TAVRの登場によって，侵襲的治療適応となるASの重症度が変化したわけではなく，あくまでもAVR適応となる重症度をもつASがTAVRの適応となる．現在のところTAVRは本邦を含めて多くの国でSAVRが困難な高リスク症例に適応とされている．今後中等度リスクの症例に適応拡大される可能性もあり，これらの根拠となるスタディについて紹介する．

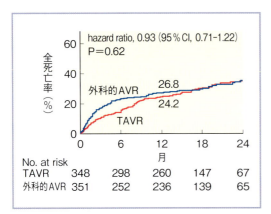

図8 PARTNER Trial Cohort Aの結果（文献9から引用）
高リスク症例における外科的AVRとTAVRの比較では全死亡では差はなかった．

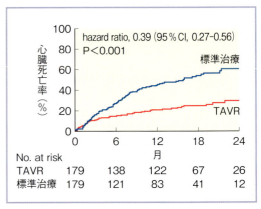

図9 PARTNER Trial Cohort Bの結果（文献10から引用）
超高リスク症例におけるTAVRと標準治療の比較では，TAVRの優位性が示された．

a. PARTNER Trial

　PARTNER Trial Cohort Aでは，手術は可能だが高リスクなAS症例をSAVR群とTAVR群にランダム化した試験であり，Cohort Bは手術が不可能なほど非常に高リスクなAS症例を標準治療（内科的治療と経皮的バルーン形成術がメイン）群とTAVR群にランダム化した試験である．両コホートともに1年後の全死亡と再入院，その他合併症の発症率をエンドポイントとした．

　Cohort Aの平均年齢は84歳前後で，平均STSスコアは12％弱，両群に差はなかった．1年後の全死亡に関しても有意差はなかったが（TAVR群24.2％ vs. SAVR群26.8％），TAVR群で脳梗塞や血管合併症が多いという結果であった[9]（図8）．

　Cohort Bの平均年齢も同様に83歳前後で平均STSスコアも12％前後であった．1年後の全死亡に関してTAVR群が標準治療群より有意に低かった（30.7％ vs. 50.7％）．またTAVR群ではCohort A同様，脳梗塞や血管合併症が多いという結果であったが，有意にNYHAクラスを改善し再入院に関しても抑制効果がみられた[10]（図9）．Cohort Bの患者の中でも極めてリスクの高いサブグループ（STSスコア15％以上）では，TAVRと標準的治療でエンドポイントの差がなかったという結果があり，極めて高リスクな症例にはTAVRも適応とならないことが示唆された．

　また2016年にPARTNER Trial Cohort Bの5年成績が報告された．全死亡率はTAVR群では71.8％，標準治療群では93.6％で，TAVRの優位性が示された．心臓死亡率に関してもTAVR群では57.5％，標準治療群では85.9％であった．TAVR群で術後中等度以上の弁周囲逆流を認めた症例は有意に心臓死亡率が高いという結果もみられた[11]（図10）．

b. CoreValve US Pivotal High Risk Trial

　こちらは米国の45施設での多施設無作為化比較検討で，臨床的にTAVR適応があると判断された症例における自己拡張型のtranscatheter heart valve（THV）を用いてのTAVRとSAVRが比較された．STSスコア7％以上で定義された高リスク症例の2年後の全死亡率はTAVR群で有意に低いという結果であった（15.0％ vs. 26.3％）．

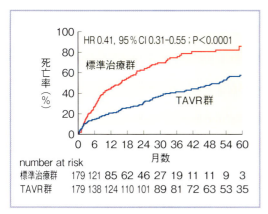

図10 PARTNER Trial Cohort Bの5年成績（文献11から引用）
超高リスク症例においてTAVRでは標準治療に比して優位に5年生存率が改善した．

表3 TAVRの長所・短所（SAVRと比較して）

長所	短所
・体外循環や大動脈遮断を必要としない ・大半の症例で胸骨切開が不要である ・出血量が少ない ・症例によっては局所麻酔で施行できるより大きな弁口面積が得られる ・術後入院期間が短い	・長期耐久性が不明である ・解剖学的に留置が困難な場合がある（二尖弁・一尖弁，狭小大動脈基部，大動脈基部の高度石灰化，左室流出路狭窄など） ・弁周囲逆流が多い ・ペースメーカー植え込みのリスクが高い ・造影剤を使用する ・機械弁のオプションがない

c. PARTNER Ⅱ Trial

上記の結果を受けてさらにTAVRの適応を拡大し，中等度手術リスク（STSスコア4～8％）のsevere AS症例に対して第2世代のTHVを用いたTAVRとSAVRを行い，その結果が比較検討された．PARTNER Ⅱの一次エンドポイントは2年後の全死亡と脳卒中とされた．対象患者の平均年齢は82歳弱とPARTNER Trialと大きく変わりなかったが，平均STSスコアは5.8％であった．一次エンドポイントである2年後の全死亡および脳卒中に関して両群に有意差はなく，TAVR群のSAVR群に対する非劣性が認められた．また経大腿動脈アプローチ群においてはTAVR群でイベントが少ない傾向がみられた．血管合併症はTAVR群で多くみられたが，出血，腎障害，術後新規心房細動に関してはSAVR群に多かった．TAVR群ではSAVR群よりも有意に入院期間が短いという結果もみられた．両群ともにエコー上のASの解除およびLVEFの上昇がみられたが，TAVR群で弁周囲逆流が多くみられ，弁周囲逆流が中等度以上の群では2年後の死亡リスクの上昇がみられた[12]．

中等度リスクのsevere AS症例において，TAVRは2年生存率および脳卒中回避率でSAVRと同等であり，経大腿動脈アプローチに限ると生存率でTAVRの優位性も示された．一方，血管合併症および弁周囲逆流が多いというTAVRの問題点も示された．

TAVRに伴う合併症は今後デバイスやスキルの向上で改善できる可能性があり，PARTNER Ⅱ Trialの結果や中等度リスク症例に対するTAVRのレジストリー結果を受けて，TAVRの適応拡大される可能性は大きい．しかし，本格的な適応拡大にはTAVR弁の長期耐久性についての結果を待つべきであろう．外科的生体弁と同じ素材を用いているTAVR弁も多いが，経カテーテルアプローチのために弁尖を一時的に折りたたむことや弁尖の厚みが薄くつくられていること，植え込み後にValsalva洞の渦流効果がなくなることなどの影響で外科的生体弁と同等の耐久性があるとは言い切れない．現時点でのTAVRの長所，短所について**表3**にまとめた．これらを踏まえて個々の症例ごとにハートチームでSAVRかTAVRを選択するべきである．TAVRの解剖学的適合度（あるいは複雑度）については冠動脈のSYNTAX Scoreのようなスコアリングが有用かもしれない．将来的にTAVRの長期的耐久性や安全性

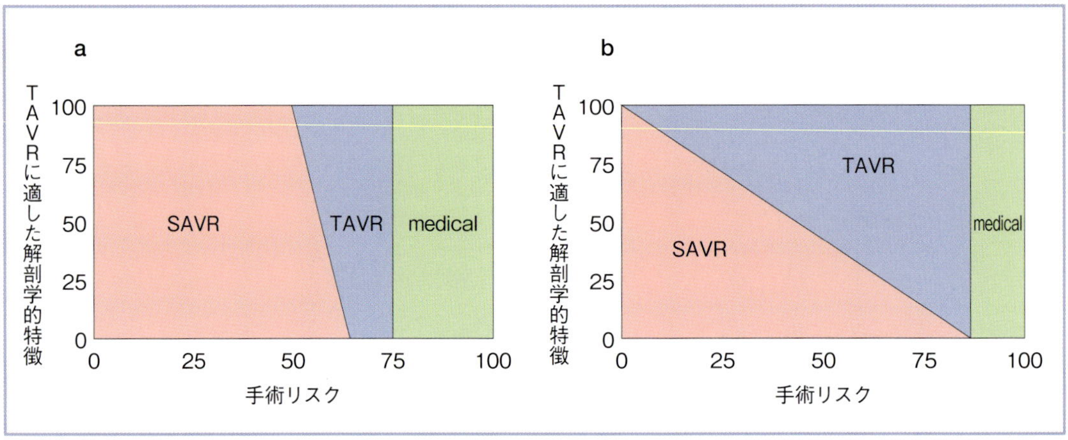

図11 現在と今後の予想されるASに対する治療選択
a. 現状のASに対する治療選択，b. 今後のASに対する治療選択．

が確立されれば，手術リスクが低くても解剖学的難易度が低ければTAVRを選択することになるかもしれない（**図11**）．

●文献

1) Fried, LP et al：Frailty in older adults：evidence for a phenotype. J Gerontol A Biol Sci Med Sci 2001；56：M146-M156
2) Rockwood, K et al：A global clinical measure of fitness and frailty in elderly people. CMAJ 2005；173：489-495
3) Puthoff, ML：Outcome measures in cardiopulmonary physical therapy：short physical performance battery. Cardiopulm Phys Ther J 2008；19：17-22
4) Nishimura, RA et al：2014 AHA/ACC guideline for the management of patients with valvular heart disease：a report of the American College of Cardiology/American Heart Association Task Force on Practice Guidelines. J Am Coll Cardiol 2014；63：e57-e185
5) Lund, O：Preoperative risk evaluation and stratification of long-term survival after valve replacement for aortic stenosis. Reasons for earlier operative intervention. Circulation 1990；82：124-139
6) Rosenhek, R et al：Natural history of very severe aortic stenosis. Circulation 2010；121：151-156
7) Hammermeister, K et al：Outcomes 15 years after valve replacement with a mechanical versus a bioprosthetic valve：final report of the Veterans Affairs randomized trial. J Am Coll Cardiol 2000；36：1152-1158
8) Weber, A et al：Ten-year comparison of pericardial tissue valves versus mechanical prostheses for aortic valve replacement in patients younger than 60 years of age. J Thorac Cardiovasc Surg 2012；144：1075-1083
9) Smith, CR et al：Transcatheter versus surgical aortic-valve replacement in high-risk patients. N Engl J Med 2011；364：2187-2198
10) Leon, MB et al：Transcatheter aortic-valve implantation for aortic stenosis in patients who cannot undergo surgery. N Engl J Med 2010；363：1597-1607
11) Kapadia, SR et al：5-year outcomes of transcatheter aortic valve replacement compared with standard treatment for patients with inoperable aortic stenosis（PARTNER 1）：a randomised controlled trial. Lancet 2015；385：2485-2491
12) Leon, MB et al：Transcatheter or Surgical Aortic-Valve Replacement in Intermediate-Risk Patients. N Engl J Med 2016；374：1609-1620

〈渡邊 隼・田端 実〉

Controversy

バルーン大動脈弁形成術の役割とは？

■ はじめに

バルーン大動脈弁形成術 balloon aortic valvuloplasty（BAV）は，1986年に Cribier らが初めて施行したのが始まりで，以降30年以上にも渡って施行されている．

本稿では，経カテーテル的大動脈弁留置術 transcatheter aortic valve implantation（TAVI）導入以降に改めて施行される機会が増えている，古くて新しいBAVの役割の現状について述べたい．

1 TAVI導入前後の変化

TAVI導入以前，BAVは高齢者の退行性変性に伴う大動脈弁狭窄 aortic stenosis（AS）においては，大動脈弁置換術 aortic valve replacement（AVR）が困難もしくは適応外の患者において数多く施行されてきた．一方，BAVは再狭窄率が高く予後を改善しないことが明らかになり，短期的な効果を期待する手技であってAVRの代行治療にはならないとされた．逆にAVRは，麻酔，外科手技の進歩により，従来困難とされていた超高齢・高リスク患者においても比較的安全に施行できるようになり，2000年頃にはBAVの対象はさらに限定的になった．

そのような流れを変え，改めてBAVが注目される契機となったのはTAVIである．TAVIは，現状ではAVRが難しい高リスクな場合を対象としている．そのため，これまでインターベンションが考慮されなかった高リスク患者がインターベンションを考慮する候補になることにより，BAVによる"橋渡し（bridge）"などの短期的な改善効果を必要とする対象患者が増えている．また，BAVの長期成績は前記のように良くないが，短期的な血行動態の改善に関しては，近年は成績が改善し，合併症の危険はあるものの減少したとされる．

2 ガイドラインからみたBAVの役割（表1）

TAVIは低侵襲で高リスク症例においても比較的安全に施行できるため，AVRの代行手段と位置付けられつつある．一方，BAVは，長期的にAVRもしくはTAVIの代行治療にはならないことは変わりない．そのため，以降に示すBAVの役割としては，症候性の重度ASがあるもののAVRもしくはTAVIを第一に実施する対象とならない場合に，あくまでもBAVの短期的な結果を求めて実施が考慮されることになる．

a. AVR，TAVIへの"橋渡し（bridge）"

1）血行動態の破綻

重度ASのため血行動態的にAVRもしくはTAVIの実施が難しく，BAVにより血行動態の改善を図り"橋渡し"をするのが，最も重要な役割である．BAVをあらかじめ施行し血行動態を改善させることで，AVRもしくはTAVIの手術リスクを減らす．この場合は2014 AHA/ACC ガイドライン[1]，2012 ESC ガイドライン[2]，2014日本循環器学会ガイドライン[3]，いずれおいても，Class Ⅱb，エビデンスレベルCではあるがBAVが推奨されている．具体的には，重度ASのため，低左心機能，うっ血性心不全，ショックなど血行動態が不安定な心不全となり，多くが内科的治療に反応しないため，緊急のインターベンションが必要とされる場合である．

TAVIと比較してBAVはいくつかの点で，

表1 各ガイドラインにおけるBAV適応

適応項目	ACC/AHA 2014	ESC 2012	日循2014
AVRもしくはTAVIへの"橋渡し"—うっ血性心不全，ショックなど血行動態的に不安定	Class IIb エビデンスレベルC	Class IIb エビデンスレベルC	Class IIb エビデンスレベルC
AVRもしくはTAVIへの"橋渡し"—症候性重度ASにおける早期の深刻な非心臓手術前	特記なし	Class IIb エビデンスレベルC	Class IIb エビデンスレベルC
重度の併存疾患でAVR，TAVIの選択肢がない場合	確立された物ではなく長期的な成績は不明確．症状を改善するとの報告もある	個々の症例に応じた暫定的処置として考慮されるだろう	Class IIb エビデンスレベルC
ASの重症度が不明確な場合に，BAVを施行し症状，左室収縮への効果をみることによる診断的加療	BAVではなく，臨床的には多くの場合，直接のAVRでよい	特記なし	Class IIb エビデンスレベルC
無症候性重度ASにおける早期の深刻な非心臓手術前	非推奨	特記なし	Class IIb エビデンスレベルC

BAV：バルーン大動脈弁形成術，AS：大動脈弁狭窄，AVR：大動脈弁置換術，TAVI：経カテーテル的大動脈弁留置術

緊急回避的な手技として適している．TAVIは術前に血管造影，CTなどを用いた，冠動脈，大動脈弁基部，大血管，末梢血管などの三次元的な解剖学的情報およびプランニングが必須である．しかし，血行動態が不安定な場合には，長時間の仰臥位安静の保持などが難しい場合も多く，腎機能障害もあり，造影剤使用，精査も難しい．BAVでは多くの場合，大動脈基部については，経胸壁心エコー検査によるおよその弁輪径の評価のみで手技が可能であり，術前検査が簡易である．また，アクセスルートに関しても，逆行性の場合には血管径もTAVIほどは太くなくても良いし，順行性の場合には静脈穿刺，経中隔で行うためあまり関係なく，CTなどでの精査は多くの場合必要ない．手技時間も比較的短時間で済む．そのため，TAVIと比較して緊急入院，急性増悪時など，準備が十分できない，耐術能が低い場合にも対応しやすい．

2）非心臓手術前

深刻な非心臓手術が早期に必要な症候性重度AS患者において，術中の血行動態の安定化および耐術能の確保をするためにBAVを施行する場合である．ESCでは，Class IIb，エビデンスレベルCで推奨し，術後にAVRもしくはTAVIを施行する"橋渡し"と位置付けており，日本循環器学会でも同様である．一方，AHA/ACCには明確な記載はないが，"橋渡し"に含まれると解釈すると症候性の場合はClass IIbと考えられる．

無症候性の場合には，日本循環器学会ではClass IIb，エビデンスレベルCで推奨しているが，ACC/AHAでは麻酔中のモニター，水分バランスに注意をすれば重度ASであっても低リスクで施行できるため術前のBAVは推奨できないと記載している．現実的には，個々の患者背景に応じた対応が必要であり，無症候性であったとしてもASの重症度，緊急手術，左室収縮，心房細動，腎機能，冠動脈疾患などがリスクとなりうるため，各施設の麻酔科医の判断も重要な要素になるのではないだろうか．

b．併存疾患の問題

重度の併存疾患のために，AVRおよびTAVIの適応が難しく，暫定的な治療として短期的にBAVで症状の緩和を図る場合である．AVRおよびTAVIへの"橋渡し"は難しく，BAVの適応は社会的な要素が強くなるため，十分なコンセンサスが得られていないのが現状

である．日本循環器学会ではClass Ⅱb，エビデンスレベルCだが，ESCではBAVが考慮されるかもしれないと明言はせず，AHA/ACCでは推奨に関しては長期的な成績は不明確であるが，症状を改善するとの報告はあるとの記載に留まっている．しかし，今後もTAVIが広まり高リスク患者が対象になるにつれて，このような場合にもBAVを検討する対象が増えてくることが予測される．また，これら併存疾患に認知症など社会生活上の問題を含めるかについての記載はなく，個々の患者，患者家族との話し合いは不可欠と考えられる．

c. 診断的加療

呼吸器疾患，整形疾患，frailtyなどにより症状が重度ASによるものか，判断が難しい場合が存在する．その場合にBAVを施行し短期的にASをとることで，症状，左室収縮の変化を確認し，ASが影響を与えているか判断する．具体的には，判断の難しい"low gradient severe AS"が考えられる．日本循環器学会ではClass Ⅱb，エビデンスレベルCだが，AHA/ACCでは，このような場合の多くは判断が可能であり，多くの臨床医は直接的なAVRを推奨するとしている．

d. 血液透析患者

血液透析患者における高リスクな重度ASに対するBAVについては，ガイドラインには明記はされていない．また，国内では現在のところ，TAVIの適用は保険上認められていない．そのため，高リスクであってもAVRを施行するか，短期的にBAVで改善を図りAVRを施行するか，BAVを施行して再狭窄が起これば，繰り返しBAVを施行するという手法がとられる．現在，透析患者に対するTAVIについては，国内でも比較的良好な短期成績が示されており[4]，今後の治験および保険適用が期待される．

●文献

1) Nishimura, RA et al：2014 AHA/ACC Guideline for the Management of Patients With Valvular Heart Disease：a report of the American College of Cardiology/American Heart Association Task Force on Practice Guidelines. Circulation 2014；129：e521-e643
2) Vahanian, A et al：Guidelines on the management of valvular heart disease(version 2012). Eur Heart J 2012；33：2451-2496
3) 日本循環器学会．循環器病ガイドラインシリーズ2014年版：先天性心疾患，心臓大血管の構造的疾患(structural heart disease)に対するカテーテル治療のガイドライン(2014年版) http://www.j-circ.or.jp/guideline/pdf/JCS2014_nakanishi_h.pdf (2017年2月閲覧)
4) Maeda, K et al：Early outcomes in Japanese dialysis patients treated with transcatheter aortic valve implantation. Circ J 2015；79：2713-2719

〈丸尾 健〉

ASに対する人工弁置換術以外の治療方法

はじめに

　大動脈弁狭窄症aortic valve stenosis(AS)に対しての人工弁置換術の主流は，患者の高齢化に伴い生体弁となっている．生体弁の主材料である異種心膜については，グルタルアルデヒドによる固定処理が一般的に行われている．この処理によりコラーゲンの架橋形成がなされて，人工弁としての耐久性が保証されるが，細胞外マトリックスが障害されて，将来の石灰化を惹起するリスクがあるので，一般的には10～15年程度で再手術が必要となる．αアミノオレイン酸処理を行うと，生体弁の石灰化は抑制されるが，コラーゲンが経年的に劣化して生体弁の寿命に影響を与える．生体弁による人工弁置換術以外の治療の可能性について，検討してみたい．

1 治療方法

a. 弁石灰化除去術

　ASに対する弁形成術としては，大動脈弁尖の石灰化を直接除去する方法が，1950年代後半から行われていたが，成績は不良であった．Freemanらは超音波装置を用いた除石灰術を報告している．狭窄再発は少なかったが，高度の弁逆流を26%に認め，再手術の必要が14%あった[1]．Kellnerらの報告でも，平均17ヵ月のフォローでは狭窄の再発はなかったが，6例で中等度の弁逆流を生じている[2]．Kitamuraらはリウマチ性病変をやすりで削るラスピング法を報告しているが，その後はASに対する弁形成の報告はほとんどない[3]．

b. Ross手術とティッシュエンジニアリング

　1962年にRossらは自己肺動脈弁を用いて大動脈弁再建する手術を開始した．特に小児領域においては，体の成長に伴い弁も成長することが大きな利点であるが，肺動脈弁をなんらかの材料で再建する必要があり，再手術のリスクは免れない．近年，ティッシュエンジニアリングによって，脱細胞化した弁による手術も期待されているが，まだまとまった報告は少なく，長期成績は不明である[4,5]．

c. 心膜による弁再建術

　Duranらは自己心膜により弁再建法を1995年に報告しており，5年の再手術回避率は84%であったと報告している[6]．また10年間の弁構造変化回避率はウシ心膜で78%，自己心膜で80%と心膜による差は認めなかったと報告している[7]．Urbanskiは，石灰化三尖弁に対して，弁尖辺縁のみを残して石灰化弁尖を切除し，欠損部に心膜パッチを縫着する方法を35人に施行しているが，遠隔成績は発表されていない[8]．Songらはウシ心膜による弁再建に加えて，sinotubular junction(STJ)をリングで固定する方法を開発し，262人の患者(平均年齢53歳，狭窄は47%，二尖弁50%)に施行し，7例の再手術があったが，5年再手術回避率は96%であった．再手術の原因は2例が縫合不全，5例は感染性心内膜炎infective endocarditis(IE)であった(図1)[9]．まだ5年以上の長期成績が不明であり，今後の発表を待ちたい．

　尾崎はグルタルアルデヒド処理した自己心膜による大動脈弁再建術を2007年より積極的に行っており．2015年1月までに765例の患者(平均年齢68歳，狭窄519例，二尖弁195例)に実施

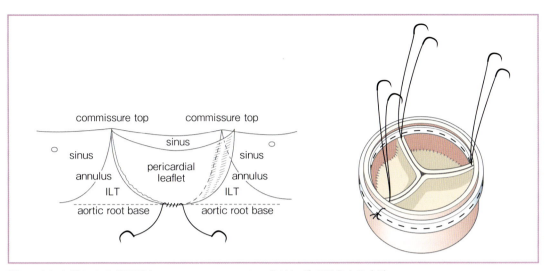

図1 ウシ心膜による弁再建とsinotubular junctionをリングで固定する方法
ILT：interleaflet triangle.

し，7年の再手術回避率は98.3％と報告している（図2）[10]．また別の報告によると，4例の再手術の原因はIEであった．多くの患者は抗凝固薬フリーであり，血栓塞栓イベントは1例も認めなかったと報告されている[11]．Duranら[6]やSongら[9]の方法は，同じ大きさの3つの心膜で弁を再建しているが，尾崎[10]の方法は，交連間距離に応じた異なったサイズの自己心膜で弁を再建すること，意図的に高さを高くして接合を深くする点で大きく異なっている．弁尖接合面積が大きいため，手技エラーによる弁逆流は少なくなる反面，心膜そのものに硬化性変化が起きた時に狭窄の進行が早くなる可能性がある．血行動態については，ステント付き生体弁と比べると，硬い構造がない分，有効弁口面積effective orifice area（EOA）は大きく取れる．弁位における最高圧較差は5年後でも平均14.3±5.0mmHgであった[11]．この点は活動性の高い，若い患者では有用である．自己心膜弁の耐久年数についてはまだ確実なことはいえないが，Ozakiらの報告では6年経過した透析患者でも弁の石灰化は認められなかったと報告している[11]．しかし，Songら[9]の報告と同様，IEによる再手術が懸念されるところである．現行の生体弁より優れているかどうかを正当に評価するためには10年以

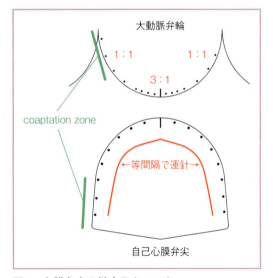

図2 心膜弁尖の縫合テクニック

上のフォローが必要であり，今後の経過報告を待ちたい．

2 ASに対する治療ガイドライン

　65歳以下のASの数は多くない．リウマチ性疾患が少なくなっており，先天性の弁異常が大部分を占めている．先天性一尖弁では患者の年齢が特に若く，人工弁を選択する場合は機械弁

81

表1 ASに対する治療ガイドライン

年齢	第一選択	第二選択	オプション
65歳以下	機械弁による弁置換術	生体弁による開胸弁置換術（再手術を可とする場合）	自己心膜による大動脈弁再建術
65〜80歳	生体弁による開胸弁置換術	TAVR（手術高リスク）	
80歳以上	TAVR（85歳以上？）	生体弁による弁置換術	バルーン拡張術

になる．自己心膜による大動脈弁再建術はこのような患者に有用である可能性がある．二尖弁の場合は50歳以上の患者が多くなるので，場合によっては生体弁による人工弁置換を希望されるかもしれないが，活動性が高い場合の生体弁の耐久性はやや短く，再手術は必須である．しかし再手術時の年齢が70歳以下であれば手術リスクは高くない．患者が再手術を可とするならば生体弁を用いて，抗凝固療法をフリーにすることを提案してもよいだろう．自己心膜による弁再建術も今後，生体弁より耐久性に優れていることが証明されれば，選択肢の一つとなるかもしれない．

65歳以上80歳以下の老人性ASについては，現行の生体弁寿命が15年以上と考えると，手術手技の確立した生体弁による人工弁置換術を選択すべきと考える．患者が長寿命でまだ元気なうちに人工弁寿命がきた場合は，valve in valve法による経カテーテル的大動脈弁置換術 transcatheter aortic valve replacement（TAVR）を考慮する．Ozaki法は，この年齢の患者では生体弁より耐久性が優れているエビデンスがまだ得られていないこと（この結果が出るまでにはまだ相当年数が必要），手術手技がやや煩雑であることから，ガイドライン的にはお勧めできない．また遠隔期に心膜の劣化，石灰化が起こった場合，弁高が高いため冠動脈閉塞のリスクがあるため，valve in valveによるTAVRは困難と思われる．

80歳以上の高齢者は今後TAVRが主流となってくる．日本では非常に元気な85歳以下の患者に対しては生体弁による開胸手術を勧めているが，TAVRで使用している人工弁の耐久性が良ければ，年齢の基準は下がってくるであろう（表1）．

● 文献

1) Freeman, WK et al：Ultrasonic aortic valve decalcification：Serial Doppler echocardiographic follow-up. J Am Coll Cardiol 1990；16：623-630
2) Kellner, HJ et al：Aortic valve debridement by ultrasonic surgical aspirator in degenerative, aortic valve stenosis：follow-up with Doppler echocardiography. Eur J Cardiothorac Surg 1996；10：498-504
3) Kitamura, N et al：A new technique for debridement in rheumatic valvular disease：the rasping procedure. Ann Thorac Surg 2000；69：121-125
4) da Costa, FD et al：The early and midterm function of decellularized aortic valve allografts. Ann Thorac Surg 2010；90：1854-1860
5) Tudorache, I et al：Decellularized aortic homografts for aortic valve and aorta ascendens replacement. Eur J Cardiothorac Surg 2016；50：89-97
6) Duran, CM et al：Aortic valve replacement with freehand autologous pericardium. J Thorac Cardiovasc Surg 1995；110：511-516
7) Al Halees, Z et al：Up to 16 years follow-up of aortic valve reconstruction with pericardium：a stentless readily available cheap valve? Eur J Cardiothorac Surg 2005；28：200-205
8) Urbanski, PP：Repair of the calcified tricuspid aortic valve. Ann Thorac Surg 2010；90：1724-1726
9) Song, MG et al：Aortic valve reconstruction with leaflet replacement and sinotubular junction fixation：early and midterm results. Ann Thorac Surg 2014；97：1235-1241
10) 尾崎重之：大動脈弁狭窄症に対する自己心膜を用いた大動脈弁再建−尾崎法−．大動脈弁形成術のすべて，文光堂，東京，2015，101-105
11) Ozaki, S et al：Aortic valve reconstruction using autologous pericardium for aortic stenosis. Circ J 2015；79：1504-1510

（小宮 達彦）

大動脈二尖弁と大動脈疾患の関係

1 疫学と病態

大動脈二尖弁は先天性心異常のうち最も頻度が高く，全人口のおよそ1％に認められる．男女比はおよそ2～3：1である．右冠尖-左冠尖（R-L）融合型，次いで右冠尖-無冠尖（R-N）融合型が多く，左冠尖-無冠尖（L-N）融合型は少ない．大動脈弁狭窄症や大動脈弁閉鎖不全症を合併しやすいことに加え，遺伝や複数の後天的因子によって特異的に大動脈壁中膜が脆弱であり，Marfan症候群と類似した大動脈合併症をきたしうる．具体的には，嚢胞性中膜変性を基礎として大動脈が次第に拡大し，大動脈瘤や大動脈解離をきたしやすい．大動脈合併症はR-N融合型に多い．

大動脈二尖弁例の2～3割において，その親族に大動脈二尖弁または大動脈疾患，あるいはその両方が認められる．しかし，遺伝様式は一定しておらず，特異的な遺伝子も同定されていない．

大動脈弁尖と大動脈中膜の双方に異常が認められることから，胎生期の神経堤細胞neural crest cellの異常が本症の本態ではないかという説がある．神経堤細胞は大動脈弁尖と大動脈中膜に発達する細胞であり，その異常のために未熟な血管平滑筋細胞がアポトーシスをきたすのではないかと考えられている[1]．

米国Mayo Clinicが行った地域コホート研究で，35±21歳の大動脈二尖弁416例を平均で16年追跡したところ，大動脈解離は2例にのみ生じた[2]．その発症率は0.031％/年と非常に低いが，年齢調整をした同地域の一般住民に対する相対リスクは8.4倍（95％信頼区間，2.1～34倍）だった．大動脈瘤を有していた例を除外して追跡したところ，新たな大動脈瘤の発症は0.85％/年と多くはなかった．しかし，一般住民に対する相対リスクは86倍（95％信頼区間，65～110倍）だった．このように，大動脈二尖弁例における大動脈合併症発症率は決して高くはない．しかし非二尖弁例と比べた際には明らかに多い．また，上行大動脈瘤の拡大は大動脈二尖弁例で平均1.9mm/年，三尖弁例で平均1.3mm/年であり，二尖弁例で速い[3]．

2 大動脈二尖弁に伴う大動脈拡大に関するガイドライン

2014年改訂版のAHA/ACCガイドラインには，大動脈二尖弁例の大動脈拡大について，次のように記載されている[4]．

a. 検査

まず心エコー図検査で，大動脈弁狭窄症や大動脈弁閉鎖不全症の評価のみならず，上行大動脈径の計測をすべきである．十分に評価できない場合はCTやMRIで代用すべきである（ClassⅠ，エビデンスレベルB）．上行大動脈径が40mm以上の際には，画像診断法のいずれかを用いて径のフォローアップをすべきである．その頻度は，拡大の進行速度や解離の家族歴といった危険因子によって決定すればよいが，径が45mm以上となれば年次とすべきである（ClassⅠ，エビデンスレベルC）．

b. 外科手術

上行大動脈径が55mm以上になれば外科手術の絶対適応となる（ClassⅠ，エビデンスレベルB）．危険因子（大動脈解離の家族歴，5mm/年を超える大動脈径拡大）を有する例で径が50mm以上になれば外科手術の相対適応となる

（Class Ⅱa，エビデンスレベルC）．大動脈弁狭窄症や大動脈弁閉鎖不全症に対する弁置換術の施行時に上行大動脈径が45mm以上であれば人工血管置換術同時施行の相対適応となる（Class Ⅱa，エビデンスレベルC）．

実はガイドラインの本文を読むと，大動脈径がValsalva洞またはsinotubular junction（STJ），上行大動脈中部のいずれの計測値であるべきか，あるいは，最大値をとるべきかといった定義があいまいである点に加え，55mmや50mm，45mmといったカットオフ値の根拠も決して強固ではないと記載されている．確かに，上記の外科手術に関する推奨の多くがエビデンスレベルC（3段階で最も低い）である．大動脈二尖弁例における大動脈合併症が比較的稀であるためエビデンスが作られにくいという事情もあるのだろう．今後，研究結果の蓄積が待たれる．

数少ないエビデンスの1つに，大動脈二尖弁例の大動脈弁疾患に対して大動脈弁置換術を施行した後の予後を後ろ向きに調査した研究がある[5]．手術前の大動脈径が45mm以上である場合に，死亡あるいは大動脈合併症を発症する可能性が高い．この研究結果は，前述したガイドラインでの推奨根拠になっているとともに，もう1つ興味深い視点をわれわれに与えてくれる．大動脈弁置換術で血行動態的因子を解決しても大動脈合併症の発症を阻止できなかった点である．大動脈三尖弁例に大動脈弁置換術を施行すると上行大動脈はそれ以上拡大しないが，大動脈二尖弁例では大動脈弁置換術施行後も進行性に拡大する[6]．大動脈弁狭窄症ではその血行動態的因子によって狭窄後拡張と呼ばれる大動脈拡大を伴うと伝統的に信じられてきた．しかし，大動脈二尖弁例の大動脈脆弱性による拡大も大きな比率を占めていたものと思われる．

●文献
1) Fedak, PW et al：Clinical and pathophysiological implications of a bicuspid aortic valve. Circulation 2002；106：900-904
2) Michelena, HI et al：Incidence of aortic complications in patients with bicuspid aortic valves. JAMA 2011；306：1104-1112
3) Davies, RR et al：Natural history of ascending aortic aneurysms in the setting of an unreplaced bicuspid aortic valve. Ann Thorac Surg 2007；83：1338-1344
4) Nishimura, RA et al：2014 AHA/ACC guideline for the management of patients with valvular heart disease：a report of the American College of Cardiology/American Heart Association task force on practice guidelines. Circulation 2014；129：e521-e643
5) Borger, MA et al：Should the ascending aorta be replaced more frequently in patients with bicuspid aortic valve disease? J Thorac Cardiovasc Surg 2004；128：677-683
6) Yasuda, H et al：Failure to prevent progressive dilation of ascending aorta by aortic valve replacement in patients with bicuspid aortic valve：comparison with tricuspid aortic valve. Circulation 2003；108 Suppl 1：Ⅱ291-Ⅱ294

〔阿部　幸雄〕

大動脈弁閉鎖不全症（AR）の The Best Treatment

III 大動脈弁閉鎖不全症(AR)の The Best Treatment

1 重症ARの生命予後はそんなに悪いのか？

はじめに

　大動脈弁逆流 aortic valve regurgitation(AR)は大動脈弁弁尖の拡張期接合不全による逆流であり，拡張期の左室容量負荷を起こす[1]．大動脈弁弁尖と弁輪，Valsalva洞，sinotubular junction(STJ)，上行大動脈から構成される大動脈複合体と呼ばれる構造体のいずれかの部位の単独あるいは複合的な異常により生じる病態である．その原因は，弁尖自体の異常に起因するものと，大動脈基部の異常によるものに大別される．リウマチ熱，硬化による大動脈弁の石灰化，二尖弁，感染性心内膜炎などは弁の硬化や逸脱の原因となる．また，Marfan症候群などに代表される結合組織異常疾患，大動脈解離，大動脈基部拡張症，膠原病，梅毒性大動脈炎では，大動脈が拡張しARが生じる．これらの結果生じるARの自然予後は良いのか？ 悪いのか？

　本稿ではまずARの血行動態，現行ガイドラインを述べ，さらに慢性重度ARの自然予後について詳述する．

1 ARによる血行動態・左室への影響

　長期間自覚症状の出現がなく，これにより手術時期の判断に難渋することがしばしばある．それは，慢性ARでは左室壁厚の増大と左室内腔の拡大によって心筋単位当たりの前後負荷が代償され，左室の収縮と拡張が長期間維持されるためである．しかし，やがて病期は進行し，収縮と拡張が維持できなくなり，労作時息切れや肺うっ血を主とする心不全症状を呈する．このことは，自覚症状がすでにある症例では，心負荷や心障害は高度に進行している可能性を示している[2]．

2 AR外科的治療の適応

　2014年のAHA/ACC Valvular Heart Disease Guidelineにおいて，以下は外科的治療の適応とされている[3]．
1. 有症状
2. 無症状であるが，以下を満たすもの
   ① 左室駆出率50％以下(Class I)
   ② 他の心臓手術予定(Class I)
   ③ 左室駆出率50％以上，左室収縮末期径50mm以上(Class IIa)
   ④ 左室駆出率50％以上，左室拡張末期径65mm以上(Class IIb)

　いずれも満たさない場合(左室駆出率50％以上，左室収縮末期径50mm未満，左室拡張末期径65mm未満)は手術適応とならない．

▶エビデンス◀

　Chalikiらは450例の大動脈弁置換術 aortic valve replacement(AVR)を受けた重度AR症例を，① 左室駆出率＜35％群，② 左室駆出率35〜50％群，③ 左室駆出率＞50％群に分け，その予後を比較検討し，手術死亡も術後10年生存率も，左室駆出率の低下に伴って悪化する

表1 慢性重度大動脈弁閉鎖不全症の臨床経過

	症例数	平均観察期間（年）	結果
Siemienczuk, 1989	50	3.7	患者死亡なし 左心不全症状の進行：4.0％/年 無症候性左心不全の進行：0.5％/年
Bonow, 1991	104	8	2名が突然死 左心不全症状の進行：2.1％/年 無症候性左心不全の進行：2.1％/年
Tornos, 1995	101	4.6	患者死亡なし 左心不全症状の進行：3.0％/年 無症候性左心不全の進行：1.3％/年
Borer, 1998	104	7.3	4名の患者が突然死 左心不全症状の進行：6.2％/年 無症候性左心不全の進行：0.9％/年
Tarasoutchi, 2003	72	10	患者死亡なし 左心不全症状の進行：4.7％/年 無症候性左心不全の進行：0.1％/年
Detaint, 2008	251	8	33名の患者が突然死 AVRまたは死亡：5.0％/年 10年生存率：69±9％ 10年AVR回避率：20±5％
Pizarro, 2011	294	3.5	患者死亡なし 左心不全症状の進行：10％/年 無症候性左心不全の進行：2.8％/年
Olsen, 2011	35	1.6	死亡，左心不全症状の進行，LVEDV[*1]増加またはLVEF[*2]低下：14.3％/年

[*1] LVEDV：左室拡張末期容積 left ventricular end-diastolic volume, [*2] LVEF：左室駆出率 left ventricular ejection fraction.

ことを示した[4]．

Turkらは無症状で左室駆出率＞50％，左室収縮末期径＜50mm，左室拡張末期径＜70mmの症例を対象として，AVR施行群と非施行群の長期予後を調査した．結果，AVR施行群において有意に10年生存率が高いことを示した[5]．

これらの結果は，より早い段階での外科的治療を推奨している．

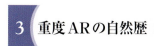

3 重度ARの自然歴

a. 有症状重度AR

Dujardinらは症状のある246名の重度AR患者において，保存的加療による10年間の臨床経過を報告している[6]．その中で，約75％の患者が死亡または大動脈弁に対する外科的加療の適応となり，約80％の患者において，心血管イベントが発生し，結果，死亡率は10％/年と非常に高値であった．イベントの危険因子は，左室駆出率＜55％，左室収縮末期径＜25mm/m²，心房細動であった．

Massellらは手術を拒否した高齢で症状を有する重度AR患者の予後を観察した．全14例中13例（93％）が2年間で死亡していた[7]．

つまり，「有症状重度ARの予後は極めて悪い」といえる．

b. 無症状重度AR

では，無症状重度ARの自然歴はどうなのか？ 左室収縮が保たれ，症状のない重度ARに関する予後調査を時系列で表1にまとめる．

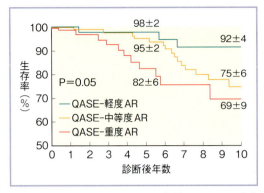

図1 内科的治療によるARの自然歴．ARの重症度による層別化（文献8から引用改変）

重度：逆流量≧60m*l*/拍，または有効逆流弁口面積≧30cm²．
中等度：30≦逆流量＜60m*l*/拍，または10＜有効逆流弁口面積＜30cm²．
軽度：逆流量＜30m*l*/拍，かつ有効逆流弁口面積＜10cm²．

1）死亡と心不全

死亡率は概して高くない．しかし，Detaintらの研究では8年間の観察期間中13％の症例が突然死している．しかし，BonowらおよびBorerらの研究では2～4％程度の突然死であり，他の研究では死亡を認めていない．結果のばらつきは患者背景に起因すると思われる．多くの研究において2～10％程度までばらつきがあるが，だいたい5％程度に左室不全症状の進行を認めている[8～10]．

つまり，「無症状重度ARが死亡する確率は高くないが，まれに突然死することがある．さらに，だいたい5％程度に左室不全への進行を認める」と筆者は考える．

2）左室不全の予測

左室不全は予後不良と直結するため，その予測は極めて重要である．**表1**中，Bonowらの研究では，年齢と左室拡大が将来的な左室不全に関与していた．Tornosらも同様に，左室拡大が左室不全に関与し，さらに脈圧と左室駆出率も長期の左室不全の出現に関与していた[9,11]．Olsenらは35例のAR症例を対象に，スペックルトラッキング法を用いて，左室心筋の収縮性を詳細に評価した．結果，スペックルトラッキング法で求められる収縮期心筋ストレイン，収縮期ストレインレート，拡張早期ストレインレートが予後に関連していた[12]．一方，PizarroらはBNPによる左室負荷所見がARの予後予測に有用であるか否か評価した．結果，無症状で左室収縮能の保たれた慢性AR 294例において，BNP＞130pg/d*l* が心事故発生に関連していた[13]．

重度の逆流があれば，やがて左室リモデリングから左室不全を起こすことは容易に想像できる．前述したよう，左室不全症状を伴う重度ARの予後は極めて悪いことから，「左室リモデリングが出現すれば手術を考慮する」ことが妥当であり，2014年のAHA/ACC Valvular Heart Disease Guidelineも同様の流れと考える．

これら左室不全や左室リモデリングは内科的に予防できるか，エビデンスは十分ではない．重度ARに対しての内科的加療に関する報告としてEvangelistaらは無症候性で正常左室収縮能をもつ重度AR 95例をニフェジピン内服群（32名），エナラプリル内服群（32名），非内服群（31名）の3群に分け，7年間経過観察した．結果，残念ながら外科的治療実施率，心エコーによる計測項目（逆流量，左室サイズ，左室容量，左室駆出率など）には3群間でいずれも有意な差を認めなかった[14]．

無症状ARの自然予後を**図1**に示す．

おわりに

現在，重度AR症例の予後を改善させる内科的治療のエビデンスは十分でない．さらに，重度ARでは症状がなくてもまれに突然死する．そして，症状を有する場合は左室リモデリングから左室不全と経年的に増悪するため，適切な経過観察（4～6ヵ月毎）と至適時期での外科的治療が望まれ，これには心エコーを中心とした画像診断の活用が重要と思われる．しかし，どの程度の左室リモデリングが最良の予後に関連

しているのか，本邦での研究は十分でなく，さらなる研究成果の蓄積が望まれる．

● 文献

1) le Polain de Waroux, JB et al：Functional anatomy of aortic regurgitation：accuracy, prediction of surgical repairability, and outcome implications of transesophageal echocardiography. Circulation 2007；116(11 Suppl)：I264-I269
2) Taniguchi, K et al：Preoperative left ventricular function：minimal requirement for successful late results of valve replacement for aortic regurgitation. J Am Coll Cardiol 1987；10：510-518
3) Nishimura, RA et al：2014 AHA/ACC guideline for the management of patients with valvular heart disease：executive summary：a report of the American College of Cardiology/American Heart Association Task Force on Practice Guidelines. J Am Coll Cardiol 2014；63：2438-2488
4) Chaliki, HP et al：Outcomes after aortic valve replacement in patients with severe aortic regurgitation and markedly reduced left ventricular function. Circulation 2002；106：2687-2693
5) Turk, R et al：Survival benefit of aortic valve replacement in older patients with asymptomatic chronic severe aortic regurgitation. Ann Thorac Surg 2010；89：731-737
6) Dujardin, KS et al：Mortality and morbidity of aortic regurgitation in clinical practice. A long-term follow-up study. Circulation 1999；99：1851-1857
7) Massell, BF et al：Prognosis of patients with pure or predominant aortic regurgitation in the absence of surgery (abstr). Circulation 34 (supple Ⅲ)：164, 1966
8) Detaint, D et al：Quantitative echocardiographic determinants of clinical outcome in asymptomatic patients with aortic regurgitation：a prospective study. JACC Cardiovasc Imaging 2008；1：1-11
9) Bonow, RO et al：Serial long-term assessment of the natural history of asymptomatic patients with chronic aortic regurgitation and normal left ventricular systolic function. Circulation 1991；84：1625-1635
10) Borer, JS et al：Prediction of indications for valve replacement among asymptomatic or minimally symptomatic patients with chronic aortic regurgitation and normal left ventricular performance. Circulation 1998；97：525-534
11) Tornos, MP et al：Clinical outcome of severe asymptomatic chronic aortic regurgitation：a long-term prospective follow-up study. Am Heart J 1995；130：333-339
12) Olsen, NT et al：Speckle-tracking echocardiography for predicting outcome in chronic aortic regurgitation during conservative management and after surgery. JACC Cardiovasc Imaging 2011；4：223-230
13) Pizarro, R et al：Prospective validation of the prognostic usefulness of B-type natriuretic peptide in asymptomatic patients with chronic severe aortic regurgitation. J Am Coll Cardiol 2011；58：1705-1714
14) Evangelista, A et al：Long-term vasodilator therapy in patients with severe aortic regurgitation. N Engl J Med 2005；353：1342-1349

〈河野　靖・福田　祥大〉

重症ARの診断はどうする？

1 心エコー図検査による機序と重症度の診断

　大動脈弁閉鎖不全症（大動脈弁逆流aortic regurgitation（AR））とは，拡張期に大動脈弁が閉鎖した際に異常な間隙が存在し，その間隙を通じて大動脈から左室へ逆行性血流が生じている状態である．急性の高度ARでは，逆流のために左室1回駆出量が低下し，左室拡張末期圧が上昇する．慢性の高度ARでは，左室拡張末期容積left ventricular end-diastolic volume（LVEDV）の拡大によって左室1回駆出量の低下を代償する．代償機転が破綻すると，左室収縮末期容積left ventricular end-systolic volume（LVESV）も増加して左室1回駆出量や左室駆出率left ventricular ejection fraction（LVEF）が低下し，左室拡張末期圧が上昇する．

　本稿では，慢性ARに対する手術適応の決定に必要な重症度評価について述べる．

　慢性ARの重症度と治療方針は，症状および経胸壁心エコー図検査によって決めることがおおむね可能である．しかし，機序の診断や術式の選択のためには経食道心エコー図検査が必要となることが多い．まず経胸壁心エコー図検査では，傍胸骨長軸像や傍胸骨短軸像，心尖部長軸像で大動脈基部や大動脈弁輪の拡大が原因か大動脈弁自体の異常が原因かを鑑別する（**表1，図1，2**）．

　次いで重症度診断を行う．カラードプラ法を用いた逆流ジェットの到達度による定性法が簡便で汎用されているが，欠点が多く誤差も大きいため，欧米の教科書やガイドラインには記載されていない．ガイドラインに記載されている半定量法には，カラードプラ法を用いたジェット幅の計測やvena contractaの計測がある（**図3**）．定量法には，ドプラ法を用いたvolumetric法（**図4**）やproximal isovelocity surface area（PISA）法（**図5**）によって逆流量や逆流率，有効逆流弁口effective regurgitant orifice（ERO）面積を計測する方法がある．腹部大動脈血流における全拡張期逆流波が高度ARを示唆することも参考にして重症度を診断する（**図6**）．2014

表1　ARの分類と成因

	異常の主座	異常の種類	主な成因
type 1	大動脈	大動脈基部または大動脈弁輪の拡大*	加齢変性，二尖弁，Marfan症候群
type 2	弁自体	弁の逸脱	粘液腫様変性（線維組織の脆弱化），二尖弁，感染性心内膜炎，大動脈解離
type 3	弁自体	弁の硬化・可動性制限	加齢性やリウマチ性の石灰化・退行変性，二尖弁

*感染性心内膜炎などで認められる弁穿孔もtype 1に含まれるが，この場合の異常の主座はもちろん大動脈ではなく，弁そのものである．

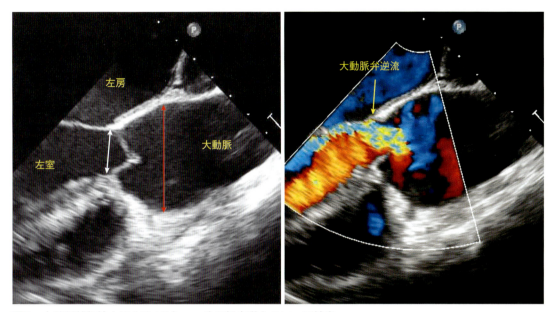

図1 大動脈基部拡大によるAR(type 1)の経食道心エコー図検査
本例では大動脈基部（赤矢印）が拡大している一方で，大動脈弁輪（白矢印）の拡大は認められず，弁尖が大動脈側に立ったような形で閉鎖している．そのため，逆流の原因となる間隙が生じている．

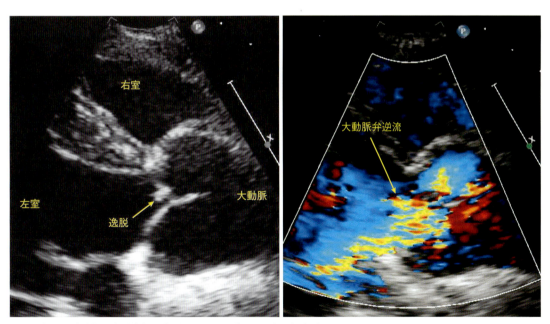

図2 大動脈弁（右冠尖先端）の逸脱によるAR(type 2)の経胸壁心エコー図

年改訂版のAHA/ACC弁膜症ガイドラインには，慢性ARの重症度指標について**表2**のような基準が設けられている[1]．

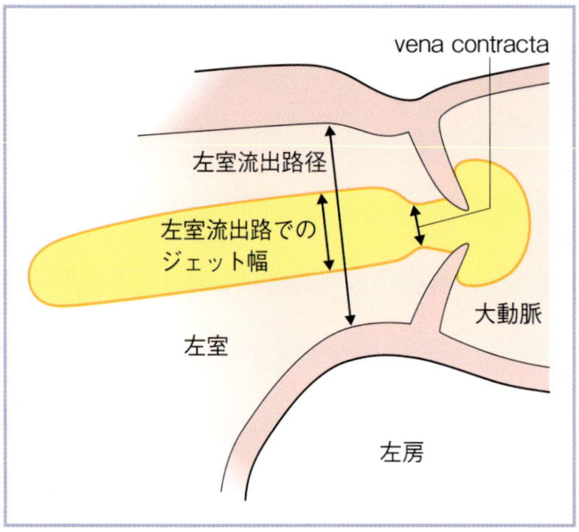

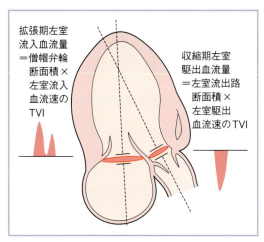

図3 カラードプラ法を用いた逆流ジェットの幅やvena contractaによるARの定量法
表2も参照.

図4 ドプラ法によるvolumetric法
ARでは，収縮期左室駆出血流量のほうが拡張期左室流入血流量よりも大きく，その差が逆流量となる．逆流量と左室駆出血流量の比が逆流率である．僧帽弁輪断面積は楕円の面積として2断面における2種類の径から，左室流出路断面積は円の面積として縦径から求められるのが通常である．
TVI：時間速度積分 time velocity integral.

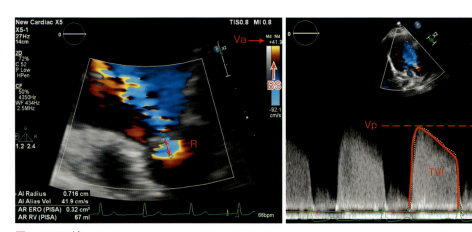

図5 PISA法
ERO面積は，Va×PISA÷Vpとして求められる．PISAは半球形の表面積として$2×πR^2$で求められる．また，ERO×TVIで逆流量が求められる．
BS：ベースラインシフト baseline shift，R：PISAの半径，TVI：逆流速度波形の時間速度積分 time velocity integral，Va：折り返し周波数 aliasing velocity，Vp：逆流速度波形の最大値 peak velocity.

2 重症度診断で参考となる所見，決め手となる所見

　複数の指標のうち，どれを優先して重症度評価をすべきか，あるいは，指標によって重症度評価が異なる際にはどう判断するのかといった問題について，明確な基準はない．ただし，ある程度の方針を立てたうえで検査を進めることは可能である．例えばOttoは，①まずカラードプラ法でのジェット幅をスクリーニングに用い，左室流出路径の25％未満であれば軽度と判断して，それ以上他の評価法は用いない，②

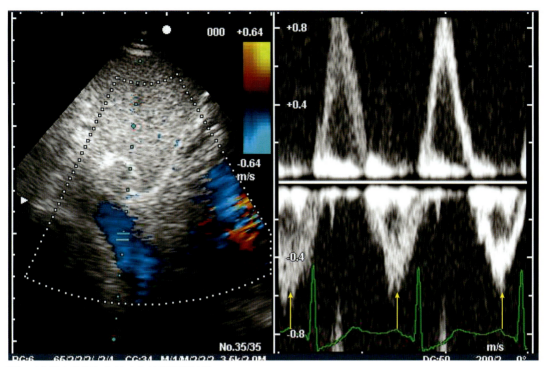

図6 腹部大動脈における全拡張期逆流波

次にvena contractaを測定し、＜0.3cm、＞0.6cmの際にはそれぞれ軽度、高度と最終判断する。③vena contractaが0.3〜0.6cmである際には腹部大動脈血流を観察して、全拡張期逆流波が認められれば高度と最終判断できるが、認められないからといって高度であることを否定はできない。④以上の方法で決定できない例では最終的にドプラ法を用いたvolumetric法またはPISA法で決定する、というフローチャートを推奨している[2]。

一方、後にも述べるDetaintらの研究結果には、半定量法であるカラードプラ法のジェット幅で分けた重症度では予後を予測できず、volumetric法またはPISA法といった定量法によれば予後を予測し得たとある[3]。

したがって、半定量法の結果をあくまでも参考所見として捉えたうえで、中等度以上である可能性が示唆された場合には必ず決め手である定量法に進んで最終判断すべきである。半定量法の中では、vena contracta＞0.6cmが高度AR

表2 AHA/ACCガイドラインにおける慢性ARの重症度評価（文献1から引用改変）

	軽度	中等度	高度
左室拡大			あり
腹部大動脈での全拡張期逆流波			あり
ジェット幅/LVOT径	＜25％	25〜64％	≧65％
vena contracta	＜0.3cm	0.3〜0.6cm	＞0.6cm
逆流量	＜30ml	30〜59ml	≧60ml
逆流率	＜30％	30〜49％	≧50％
有効逆流弁口面積	＜0.1cm²	0.1〜0.29cm²	≧0.3cm²

（PISA法）に対して感度81％、特異度83％というまずまずの診断能を示したとする研究があるが、やはり、最終診断に用いることができるほどに良好な結果ではないため、定量法とともに複合的に用いるべきである[4]。

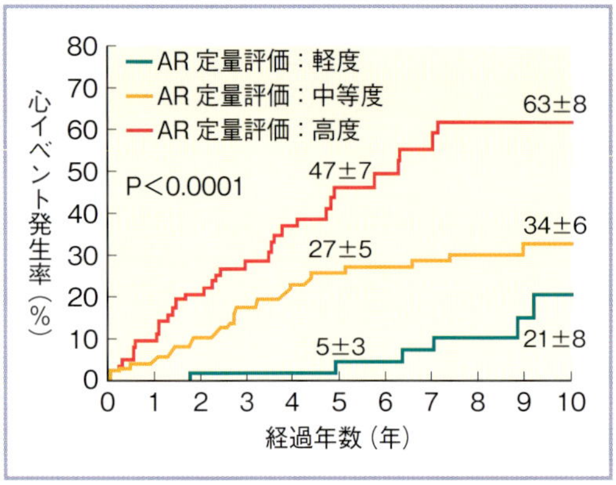

図7 定量評価を用いて分けたARの重症度と心イベント発生率との関係（文献3から引用改変）
本文参照.

3　手術適応の基本

　高度弁膜症に症状を伴えば予後が不良であることが明らかであるため，手術適応であるというのは弁膜症の手術適応の基本である．しかし，無症状の高度AR患者のおおよそ1/4以上において，死亡や左室機能低下が症状出現より先んじることを忘れてはいけない．したがって，心エコー図検査指標によってそれら予後不良患者を識別し，症状がなくても手術適応が検討されるべきである．2014年に改訂されたAHA/ACCガイドライン[1]においても，高度AR例で症状があれば手術の絶対適応（ガイドライン上のClass I）である．そして，無症状でもLVEF低下（<50%）があれば絶対適応（Class I），無症状でLVEF低下がなくても，左室収縮末期径left ventricular systolic dimension（LVDs）>50mmで相対適応（Class IIa），左室拡張末期径left ventricular end-diastolic dimension（LVDd）>65mmで手術を考慮しうる（Class IIb）．LVEF<55%またはLVDs>47mm，LVDs係数>25mm/m^2では無症状でも予後不良だとして，さらに早期の手術を勧める報告もある[5]．

　大動脈弁置換術が主流だが，大動脈弁形成術も適応しうる．また，大動脈基部の拡大が原因であれば大動脈基部置換術（Bentall型手術）や自己弁温存基部置換術も適応しうる．大動脈弁形成術における術後のAR再発回避率は，type 2>type 1>type 3であり，通常type 3では形成術適応にならない．また，type 1には，大動脈基部の拡大のみで弁輪拡大を伴わない例と，いずれをも伴う例がある．いずれかによっても手術術式が異なるので，重症度のみならず詳細な形態診断が必要である．

4　重症度そのものより左室収縮能や左室サイズのほうが大事?

　歴史的に，ARの重症度そのものによって予後が分かれることを示した論文は少なく，左室の収縮能指標やサイズによって予後を分けた論文が非常に多い．この点について，2008年度版ACC/AHAガイドラインの表13～16を参照してほしい[6]．ここに紹介されているARの自然歴や手術後の予後を調べた研究のほとんどにおいて，LVEFやLVDsが予後規定因子であることが示されている．EROが0.4cm^2以上であることが強力な予後規定因子であるからこそ，同値が高度であることのカットオフになっている僧帽弁逆流mitral valve regurgitation（MR）とは大きく異なる点である．

　ARでは重症度基準，すなわち，高度かどうかの各指標のカットオフ値はそもそも便宜的に決められたものであり，左室の収縮能やサイズのほうが予後予測や治療適応を決めるうえで大切であると考えるべきかもしれない．あるいは，同じ重症度のARであっても左室機能に与える影響，ひいては予後に与える影響が症例によって異なると考えるべきかもしれない．さて，ガイドラインにおいても前述のようにLVEFや左室径が非常に重要視されてきたが，まずARが高度であるということが手術適応の前提とされている．しかし，そもそも高度であることがどれくらい重要なのか，そして，中等度であれば本当に予後良好であり，手術適応としなくてよいのかが明確ではなかった．

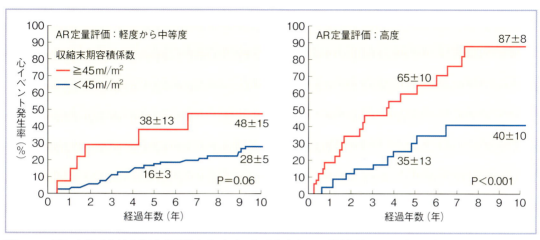

図8 AR例における収縮末期容積係数と心イベント発生率との関係(文献3から引用改変)
本文参照.

　その疑問を解決するべく研究された論文も最近10年のうちに散見されるようになった．Detaintらは，251例のLVEFが50％以上に維持された無症候性ARをvolumetric法やPISA法などの詳細な定量法を用いて軽度および中等度，高度に分けたところ，その順に心イベント（心臓死，心不全，新規心房細動）が明らかに増加することを示した（図7）[3]．注目すべきは，ジェット幅を用いた半定量法で重症度を分けた際には心イベントを予測できなかった点である．ARの重症度そのもので心イベントを予測する研究結果が過去に少なかったのは，まだ精密な定量法が成熟していなかったせいかもしれない．もっとも，MRにおいても時代背景的条件は同じはずなので，両者になぜこのような差異が生じるのか不思議ではある．

　さて，本研究においてLVESV係数≧45ml/m^2も独立した予後規定因子であった（図8）．やはり左室のサイズも重要である．高度AR例のみならず中等度AR例においてもLVESV係数が45ml/m^2以上かどうかで予後がはっきり分かれている．そうはいえ，定量評価から中等度と判断された無症候性AR例において，左室の収縮能低下や拡大が数年内に出現することはやはり少ない[7]．したがって，中等度ARを有す

るが左室収縮能およびサイズが正常であるといった例では，他の臨床徴候に変化がなければ心エコー図検査によるフォローアップは数年に1回で十分である．そして，左室の拡大や収縮能低下が出現してきた際には年次フォローアップに切り替え，前述した基準を超えるようであれば手術を考慮すべきだろう．こういった中等度ARに対する対処についても，近い将来ガイドラインへの詳細な記載が必要だと思われる．

　またPizarroらは，294例のLVEFが55％より大きい無症候性高度AR例において，脳性ナトリウム利尿ペプチド≧130pg/mlおよびLVDs指数≧24mm/m^2に加えて，ERO≧0.5cm^2が死亡および心不全，左室機能低下の出現（LVEFの55％未満への低下）といった複合評価項目の独立した規定因子だったことを示した[8]．ARが高度であるEROのカットオフ値は0.3cm^2だが，さらに0.5cm^2を超える場合には，ちょうど大動脈弁狭窄症で通過血流速が5m/秒を超える場合と同様に，very severeと定義して積極的に手術適応とすべきなのかもしれない．

● 文献

1) Nishimura, RA et al : 2014 AHA/ACC Guideline for the Management of Patients With Valvular

Heart Disease: a report of the American College of Cardiology/American Heart Association Task Force on Practice Guidelines. Circulation 2014; 129: e521-e643
2) Otto, CM: Valvular regurgitation. Textbook of clinical echocardiography, 4th edition, Saunders-Elsevier, Philadelphia, 2009, 292-325
3) Detaint, D et al: Quantitative echocardiographic determinants of clinical outcome in asymptomatic patients with aortic regurgitation: a prospective study. JACC Cardiovasc Imaging 2008; 1: 1-11
4) Messika-Zeitoun, D et al: Comparison of semi-quantitative and quantitative assessment of severity of aortic regurgitation: clinical implications. J Am Soc Echocardiogr 2011; 24: 1246-1252
5) Dujardin, KS et al: Mortality and morbidity of aortic regurgitation in clinical practice. A long-term follow-up study. Circulation 1999; 99: 1851-1857
6) Bonow, RO et al: 2008 Focused update incorporated into the ACC/AHA 2006 guidelines for the management of patients with valvular heart disease: a report of the American College of Cardiology/American Heart Association Task Force on Practice Guidelines (Writing Committee to Revise the 1998 Guidelines for the Management of Patients With Valvular Heart Disease): endorsed by the Society of Cardiovascular Anesthesiologists, Society for Cardiovascular Angiography and Interventions, and Society of Thoracic Surgeons. Circulation 2008; 118: e523-e661
7) Kusunose, K et al: Regurgitant volume informs rate of progressive cardiac dysfunction in asymptomatic patients with chronic aortic or mitral regurgitation. JACC Cardiovasc Imaging 2015; 8: 14-23
8) Pizarro, R et al: Prospective validation of the prognostic usefulness of B-type natriuretic peptide in asymptomatic patients with chronic severe aortic regurgitation. J Am Coll Cardiol 2011; 58: 1705-1714

（阿部　幸雄）

3 ARの手術はいつどのように施行する？

はじめに

手術適応を述べたガイドラインとして，「AHA/ACCガイドライン」「ESC/EACTSガイドライン」「循環器病の診断と治療に関するガイドライン」が頻用される．ここではAHA/ACCガイドラインを中心に述べる．

1 AHA/ACCガイドライン2014

2014年のAHA/ACCガイドラインでは，大動脈弁手術適応として，推奨レベルⅠからⅡbまで以下の6項目が挙げられている．

① 有症候性重度AR（心収縮能を問わない）（ClassⅠ）

症候性の重度大動脈弁閉鎖不全症（大動脈弁逆流aortic valve regurgitation（AR））を伴う患者246例を手術治療なしで経過観察した研究で，NYHA Ⅲ～Ⅳの重度ARを伴う患者では，年間死亡率24.6％，NYHA Ⅱでは6.3％の年間死亡率が示されている．また手術介入した患者の予後の検討では，術前NYHA Ⅰ～Ⅱの患者群とⅢ～Ⅳの患者群を比較すると，後者の生存率が有意に低いことが示されている．術前の心収縮能の低下は遠隔期生存に影響することを示しているデータがあるが，影響しないとするデータもあり，また術後の心機能は改善し，心不全の再発も少ないという報告が多く，これらから有症候性重度ARは心収縮能を問わず，治療適応である．

② 無症候性，心機能低下（LVEF＜50％）を伴う重度AR（ClassⅠ）

大動脈弁治療後の予後の決定因子として，術前の左室駆出率 left ventricular ejection fraction（LVEF）＜50％が挙げられている．運動耐容能が維持され，LVEF＜50％を伴う重度AR患者37人に大動脈弁置換術 aortic valve replacement（AVR）を施行した患者を検討した研究で，心機能低下の期間が短い（14ヵ月以内）患者群では，長い群と比して，生命予後，心機能回復および心拡大の改善，いずれも有意に早く改善したと報告されている．したがって，いったんLVEF＜50％となれば，症状の出現，さらなる心機能低下を待たず，治療介入すべきである．

③ 重度ARを合併した他心臓疾患に対する手術を行う際の大動脈弁治療（ClassⅠ）

重度ARの残存は周術期管理を困難にする．またARに対する再手術も避けるべきであり，同時に治療介入すべきである．

④ 無症候性で心機能低下を伴わないが，左室拡大（LVDs＞50mmまたはindexed LVDs＞25mm/m^2）を伴う重度AR（ClassⅡa）

左室収縮末期径 left ventricular end-systolic dimension（LVDs）の拡大はLVEFが正常であれば，左室の容量負荷に対するリモデリングを意味しており，後の心機能低下の指標となる．心機能低下を伴わない無症候性の重度AR患者104人の追跡調査で，死亡，有症候性化，心機能低下の出現率は，LVDs＞50mmの患者で高く，これらの発生，出現率は19％／年と報告さ

れている．その他の研究でも同様の報告がなされている．近年 indexed LVDs がより予後を反映するとの報告もあり，LVDs＞25mm/m^2 が無症候性重度 AR の予後因子となるとの報告や，AVR 後の予後規定因子になるとの報告がある．これらから左室収縮期径の拡大があれば，無症候性で心機能低下を伴わずとも治療介入が推奨される．

⑤ 中等度ARを合併した他心臓疾患に対する手術を行う際の大動脈弁治療（Class Ⅱa）

ARの残存は周術期管理を困難にする．またARの進行による再手術も避けるべきであり，同時に治療介入したほうがよい．

⑥ 無症候性で心機能低下を伴わないが，進行性の左室拡大（LVDd＞65mm）を伴い，手術リスクが低い重度AR（Class Ⅱb）

左室拡張末期径 left ventricular end-diastolic dimension（LVDd）は左室の容量負荷の指標となる．無症候性重度ARにおいては，有症候性化，心機能低下の因子となるが，LVDsより関連性は低い．心機能低下を伴わない無症候性の重度AR患者104人の追跡調査で，死亡，有症候性化，心機能低下の出現率は，LVDd＞70mmの患者で高く，これらの発生，出現率は10％／年と報告されている．その他の研究でも同様の報告がなされている．LVDd＞80mmは突然死の因子となると報告されている．これらからLVDd＞65mmであり，手術リスクが低い重度ARは手術を考慮してもよい．

ARの重症度を表すマーカーとして，その他のエコーの指標，生化学マーカーなどが考えられ，さらなるガイドラインの改訂が必要と考えられている．

2 ESC/EACTS ガイドライン 2012

ARに関する手術適応についてはAHA/ACCガイドラインと同様であるが，基部置換術の適応として，Marfan症候群45mm以上，二尖弁50mm以上，その他55mm以上が追加されている．

3 循環器病の診断と治療に関するガイドライン

AHA/ACCガイドラインとほぼ同様であるが，左室容量に対する詳細な記載は少ない．またLVEF＜25％では手術推奨はClass Ⅱbとなっている．

a. 評価指標

近年，左室収縮末期容積係数 left ventricular end-systolic volume index（LVESVI）がARの予後の指標となる報告があり，またARの重症度の評価として，定性評価としてはドプラジェット面積，vena contracta width，定量評価としては逆流量，逆流率，逆流面積（有効逆流弁口面積 effective regurgitant orifice area（EROA）がある．これらが予後の指標となる報告もあり，データの蓄積が待たれる．

b. 経カテーテル的大動脈弁留置術 transcatheter aortic valve implantation（TAVI）

大動脈弁狭窄と同様に大動脈弁逆流に対するTAVIもトライアルが進行している．anchoring，AR残存の問題は残るものの，おおむね成績は良好である．現在のところ外科手術に高リスクとされた患者に対する施行のみであるが，今後適応について，大動脈弁狭窄 aortic valve stenosis（AS）に対する治療と同様に比較試験が実施され，2014年AHA/ACCガイドラインに示されたAS治療法の選択と同様の指針が示されると思われる．生体弁の構造劣化 structural valve deterioration（SVD）に対するTAVI（valve-in-valve）も世界的に増加傾向にあり，データの蓄積が待たれる．

c. 大動脈弁形成，弁輪拡大に対する治療

純粋なARは弁形成術の適応となりうるが，弁尖の肥厚，硬化を伴うrestrictionを有する弁では困難な場合が多い．大動脈弁形成を行う際

表1 大動脈弁逆流の分類（文献1から引用改変）

AI Class	type I normal cusp motion with FAA dilatation or cusp perforation				type II cusp prolapse	type III cusp restriction
	I a	I b	I c	I d		
mechanism						
repair techniques (primary)	STJ remodeling *ascending sonic graft*	aortic valve sparing： *reimplantation or remodeling with SCA*	SCA	patch repair *autologous or bovine pericardium*	prolapse repair *plication trianglar resection free margin resuspension patch*	leaflet repair *shaving decalcification patch*
(secondary)	SCA		STJ annuloplasty	SCA	SCA	SCA

は，大動脈基部をコンポーネントとして評価する必要がある．僧帽弁のCarpentierらの分類と同様に，弁輪，弁尖の形態を用いて，ARのメカニズムを分類したEl Khouryらの分類は，弁修復のコンセプトも同時に述べられており，理解しやすい（**表1**）[1]．

大動脈弁輪は立体構造になっており（**図1**）[2]，**表1**のtype Iにあるようにsino tubular junction（STJ），Valsalva洞，ventriculo aortic junction（VAJ）の3つのコンポーネントに分けられる．これらの病態に応じた，外科的対処法を述べる．

1）STJの拡大に対する手術

STJのみが拡大し，Valsalva洞，VAJの拡大がない症例では，上行大動脈瘤を合併する場合が多い．この場合，上行大動脈置換術を行い，STJを人工血管との吻合を行うことで縮縮する．STJに縫合糸をおいて，縮縮する方法も報告されている．

2）Valsalva洞の拡大に対する手術

55mm以上のValsalva洞の拡大を伴う症例，結合織疾患を伴う症例では45〜50mm以上の

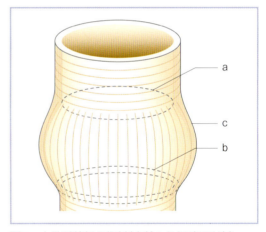

図1 大動脈基部の解剖（文献2から引用改変）
a. sino tubular junction, b. ventriculo aortic junction, c. Valsalva洞.

拡大で，大動脈基部瘤aortic root aneurysmとしての手術適応がある．著明な拡大を認める場合，多くはARを伴っている．自己弁温存手術には2種類ある．

a）remodeling手術（**図2**）[3]

拡大したValsalva洞を切除し，3つの舌状にデザインした人工血管を縫合する方法である．

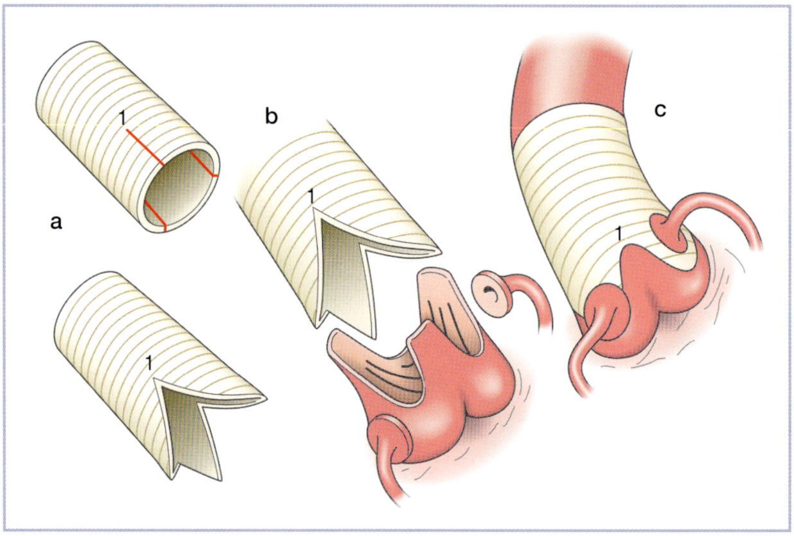

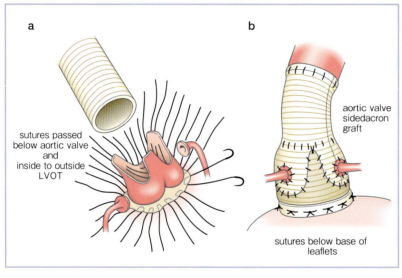

図2 remodeling 手術（文献3から引用改変）
a. tailoring the graft.
b. suturing the graft.
c. reattachment of coronary buttons.

図3 reimplantation 手術（文献3から引用改変）
a. first row stitches.
b. second row stitches.

自己の弁輪の収縮，拡張は保たれ，術後の弁尖の動きはreimplantation手術と比して，より生理的といわれるが，VAJの固定ができない．VAJの拡大によりARの再発をきたす症例があったことから，近年ではremodeling手術に加えて，VAJを固定する方法を追加する手技も報告されている．

b) reimplantation手術（図3）[3]

Valsalva洞を切除し，さらに大動脈基部周囲の剥離を進め，VAJ近傍まで剥離し，人工血管に弁輪，弁尖を内挿する方法である．VAJは固定されるが，弁尖の動きに関しては生理的にremodeling手術と比して劣るといわれる．これを改善するため，Valsalva洞付き人工血管（図4）[4]を使用するなど，術式に改良が加えられてきた．

これら自己弁温存大動脈基部置換術は1990年頃より報告され，いずれも良好な短期および遠隔期成績が報告されているが，現在のところ両術式の遠隔期成績に優劣を認めた報告はほとんどない．いずれも手技的にやや煩雑で，外科医のtechnical learning curveが存在し，標準

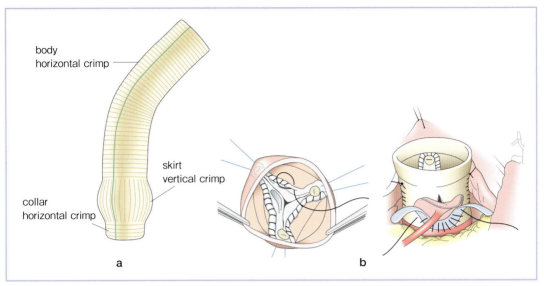

図4 Valsalvaグラフト(a)およびValsalvaグラフトを用いたreimplantation手術(b)(文献4から引用改変)

治療となるには至っていない．経験の蓄積された施設で，集中的に施行されているのが現状である．

いずれの手術を施行するかについては，過去にはValsalva洞の拡大が軽度なものはremodeling手術，高度なものはreimplantation手術という主張もあったが，現在は術者の好みで行われていることが多い．remodeling手術を推奨するグループは，弁尖の動きなど，生理的にremodeling手術のほうが好ましく，弁尖にかかるストレスが少なくなり，長期的には弁の耐久性は良いと思われ，またVAJの固定については，後述のsuture annuloplasty，external bandで対応可能と主張している．

一方reimplantation手術を推奨するグループは，VAJ，弁輪の固定は本術式のほうが確実であり，安定した固定を行うことができ，遠隔期の良好は成績であると主張している．

3) VAJの拡大に対する手術

VAJが拡大し，ARを伴い，Valsalva洞の拡大のない症例では，大動脈弁形成を行うにあたって，VAJの縫縮が必要となる．解剖学的にreimplantation手術のように，真のVAJの外側からの固定は困難であるが，subcommissural annuloplasty（図5a），internal band（図5b），external band（図5c），suture annuloplasty（図5d）が報告されている．基部置換を伴わない，単独大動脈弁形成術での症例数の多い報告が待たれる．

4) 弁尖病変に対する手術

ARに伴う弁尖病変は大別して，a) prolapse，b) restriction，c) 穿孔，に分けることができる．

a) prolapseに対する手術

弁のprolapseに対しては，Arantius bodyを折り畳むようにfree marginを短縮するcentral plication（図6）を原則的に用いる．これにより十分な高さまでprolapseした弁を挙上するが，過度のfree marginの短縮は中心性逆流の原因となる．十分なcoaptationが得られているかをチェックする．またPTFE糸を用いたfree margin resuspension（図7）を用いている施設もある．

b) restrictionに対する手術

肥厚，硬化することにより弁の動きが制限されているため，原因となっている病変をshav-

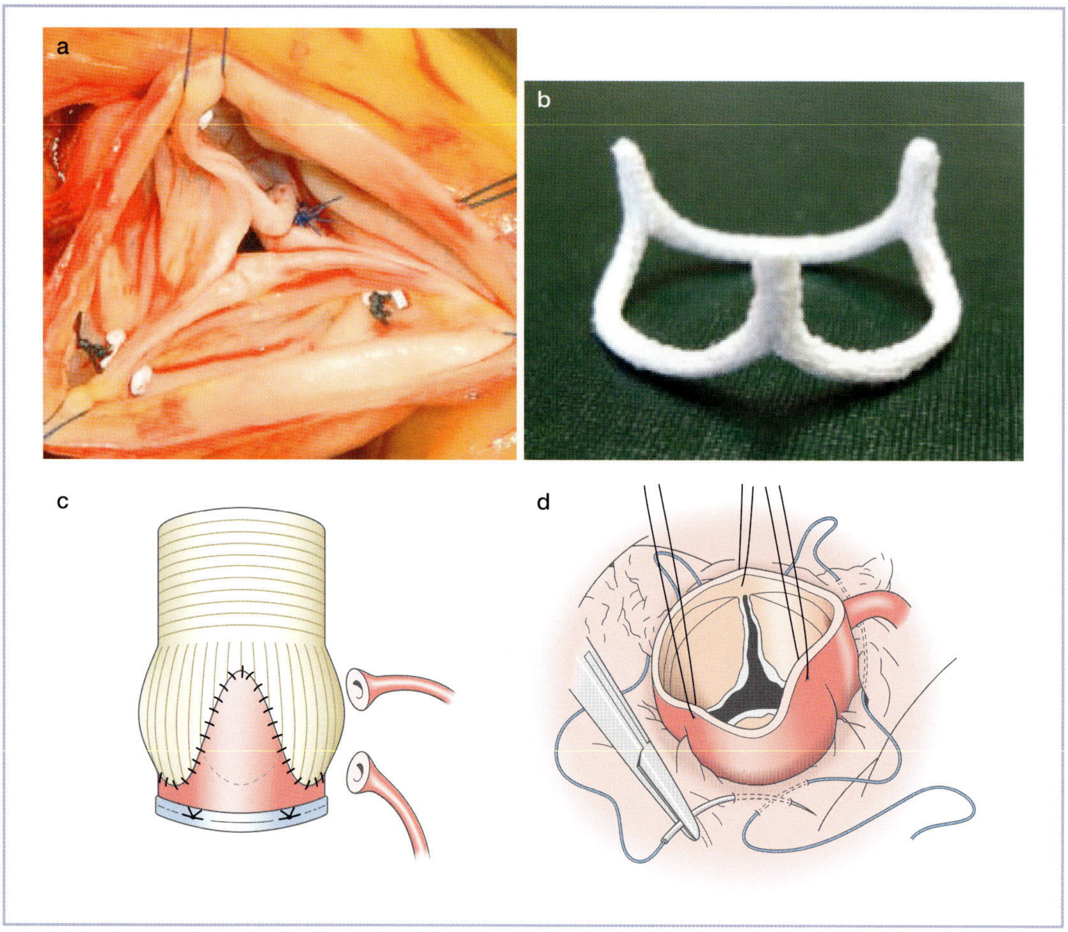

III 大動脈弁閉鎖不全症(AR)のThe Best Treatment

図5 VAJの拡大に対する手術
a. subcommissural annuloplasty, b. internal band, c. external band, d. suture annuloplasty.

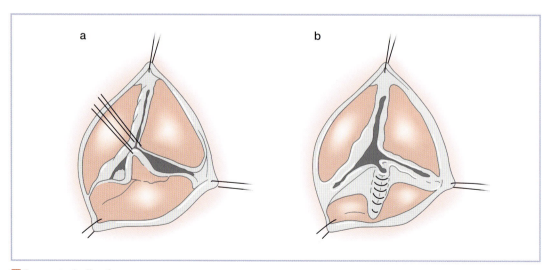

図6 central plication
a. anchoring stitches for reference, b. plication stitches.

ing，あるいは切除する．弁が短縮していることも多く，心膜などで弁尖を延長し，前述の方法で弁輪を短縮することで，coaptationを得る．複雑な弁尖への処置は，術後弁尖の亀裂，縫合の離開などの手技に関連した再発もあり，また理想的な弁尖延長の材料の欠如もあるため，restrictionを伴う弁への弁形成術は慎重に行うべきである．

5）二尖弁に対する弁形成術

ASを伴う二尖弁の形成は困難で，弁形成術の対象となるのはARの症例である．上記の手技を用いて形成を行うが，rapheによりrestrictionとなっていることがあり，shavingあるいは切除で対応する．過度なcentral plicationにより弁の可動性が制限され，ASとなることがあるので注意を要する．

おわりに

無症候性，重度僧帽弁閉鎖不全では，形成可能と考えられれば，ガイドライン上手術が推奨されている．上記の大動脈弁の形成術の進歩を考慮すると，現在のガイドライン上の大動脈弁へ治療介入の適応に加えて，中等度のARでも，若年者の中等度基部拡大を伴う症例では，①将来的な基部拡大による解離のリスク，②長期間のAR曝露による弁尖の変化により形成術が困難となる可能性，などの理由により，介入時期を考慮する必要があるかもしれない．

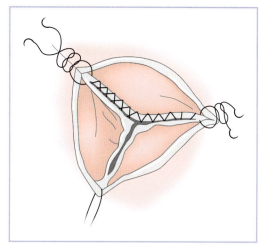

図7 PTEF糸を用いたfree margin resuspension

●文献

1) Boodhwani, M et al：Repair-oriented classification of aortic insufficiency：impact on surgical techniques and clinical outcomes. J Thorac Cardiovasc Surg 2009；137：286-294
2) de Kerchove, L et al：Anatomy and pathophysiology of the ventriculo-aortic junction：implication in aortic valve repair surgery. Ann Cardiothorac Surg 2013；2：57-64
3) Hopkins, RA：Aortic valve leaflet sparing and salvage surgery：evolution of techniques for aortic root reconstruction. Eur J Cardiothorac Surg 2003；24：886-897
4) Cameron, D et al：Valve-Sparing Aortic Root Replacement with the Valsalva Graft. Oper Tech Thorac Cardiovasc Surg 2005；10：259-271

〔田中 裕史・大北 裕〕

para-valvular leakの診断と手術適応

はじめに

人工弁手術後の心エコー検査はアーチファクトを伴い，評価に迷うことも多いが，逆に弁周囲のわずかな異常スペースの検出や異常血流の評価には，やはり心エコー検査が最も有用であると考えられる．

本稿では，大動脈弁手術後の逆流，特に弁周囲逆流の診断・治療について，ガイドラインを踏まえて見直したい．

1 弁周囲逆流の診断

弁周囲逆流とは，人工弁の弁座 sewing ring の外側を通る逆流であり，人工弁の弁座と自己の弁輪との間に異常な隙間が生じることによって起こる．その原因としては，不十分な外科手技や自己弁輪が脆弱な場合に縫合糸がはずれる，弁輪の石灰化などにより一部縫合した弁座と弁輪の間にわずかな隙間ができる，さらに感染性心内膜炎における弁輪部膿瘍や大動脈炎によって弁座がはずれる場合などが考えられる．術直後の少量の弁周囲逆流は縫合糸の間隙から生じ，時間経過とともに消失するとされており，術直後のごく少量の弁周囲逆流は必ずしも異常ではない．

弁周囲逆流の頻度は，外科的大動脈弁置換術後で1〜5％と報告されている[1]が，ごく少量の弁周囲逆流がルーチンのフォローアップエコーで発見されることが多く，無症状で治療を必要としないことも多い．

一方，近年，経カテーテル的大動脈弁留置術 transcatheter aortic valve implantation (TAVI)が施行され，弁周囲逆流を高頻度に生じ，大動脈弁逆流 aortic valve regurgitation (AR)の程度がTAVI後の予後に関わるという報告も多くなされている[2]．製品の改良により，その程度はかなり少なくなってきているが，弁周囲逆流の存在，重症度評価，その経時的変化を評価することの重要性はいうまでもない．

a. 経胸壁心エコー検査による診断[3]

逆流の方向から考え，僧帽弁に比して音響陰影による影響を受けにくく，経胸壁心エコーで得られる情報は多い．傍胸骨長軸像，傍胸骨短軸像，心尖長軸像，心尖五腔像などのルーチン断面で観察するが，弁周囲逆流の存在診断，部位診断には，通常の断面以外のオフビューからのアプローチも有用である．

断層像で弁周囲の異常スペースや弁座の動き，カラードプラでは逆流の有無，吹き出し口の局在，ジェットの方向と量を評価するが，人工弁後方，つまり無冠尖から左冠尖の一部はやはり音響陰影で観察できないことも多い．感染性心内膜炎の弁輪部膿瘍の好発部位は，僧帽弁との移行部位である人工弁後方であるため，早期には診断が難しい．

短軸断面では，弁座部分に重なるカラーシグナルを検出し，弁周囲逆流の局在性や重症度を評価するのに有用であるが問題点も多く，後述する．

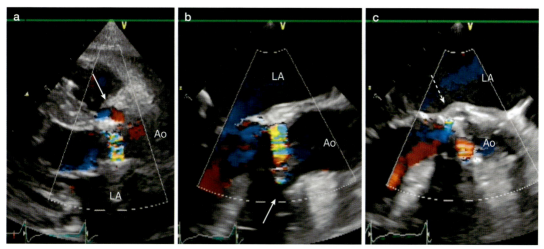

図1　大動脈弁置換術後の弁周囲逆流
a．経胸壁エコー図：前方の弁周囲逆流（実線矢印）は観察できるが，後方はアーチファクトで評価できない．
b, c．経食道心エコー図：前方の弁周囲逆流（実線矢印）は評価できず（b），後方の弁周囲逆流（点線矢印）を描出できた（c）．
Ao：大動脈，LA：左房．

b．経食道心エコー検査の役割

　経胸壁心エコーで十分な画像が得られない症例，特に人工弁後方に関しての評価は経胸壁心エコーでは困難であり，経食道心エコー検査の出番となる（図1）．逆に，人工弁前方に関しては，経胸壁心エコーのほうが音響陰影に邪魔されずに評価できるため，経胸壁と経食道心エコーを両方合わせて，人工弁全周の評価を行う．
　経食道心エコーでは，より鮮明な画像が得られるため，弁周囲逆流の形態診断，また合併する感染性心内膜炎の診断にも有用である．
　僧帽弁置換術との両弁置換術症例では，経食道心エコーの長軸断面での評価が困難である（図2）．その場合，経胃アプローチが有用である．TAVIなどの手技中の経食道心エコーによるモニターでは，経胃アプローチでARの評価を行うこともある（図3）．

c．重症度診断とその問題点

　大動脈弁置換術後の逆流重症度に関しては，自己弁の場合と同様に評価を試みる（文献3, p.990, Table 6参照）[3]が，やはり自己弁よりも難しい．特に弁周囲逆流の場合は，偏在性逆流ジェットになり，逆流シグナルの幅や面積の評価が困難で，判断に迷う．そのため，ARシグナルの圧半減時間（AR-PHT）や大動脈弓部や腹部大動脈の逆行波などを参考にする．AR-PHT＜200msecでは重症，AR-PHT＞500msecでは軽症と判断するが，200〜500msecの場合は，左室の硬さなど他の因子にも影響を受けるため，ARの重症度にはばらつきがみられる．弓部大動脈で全拡張期に逆行波がみられれば中等度以上，順行波と逆行波の速度時間積分値velocity time integral（VTI）が同等の場合には重症と判断する．また腹部大動脈で全拡張期に逆行波がみられれば，重症と判断する．また，弁座の動揺がみられれば，弁周囲の40％以上の離脱があると考える．
　短軸像で，弁輪周囲にカラージェットが描出される部分の周囲長により，弁周囲逆流の重症度を半定量評価することが報告されている．弁座周囲長の＜10％で軽症，10〜20％で中等症，＞20％で重症と判断する．これが，TAVIの際の評価にも適応されているが，この評価には注意を要する．ガイドライン[3]には，『逆流ジェッ

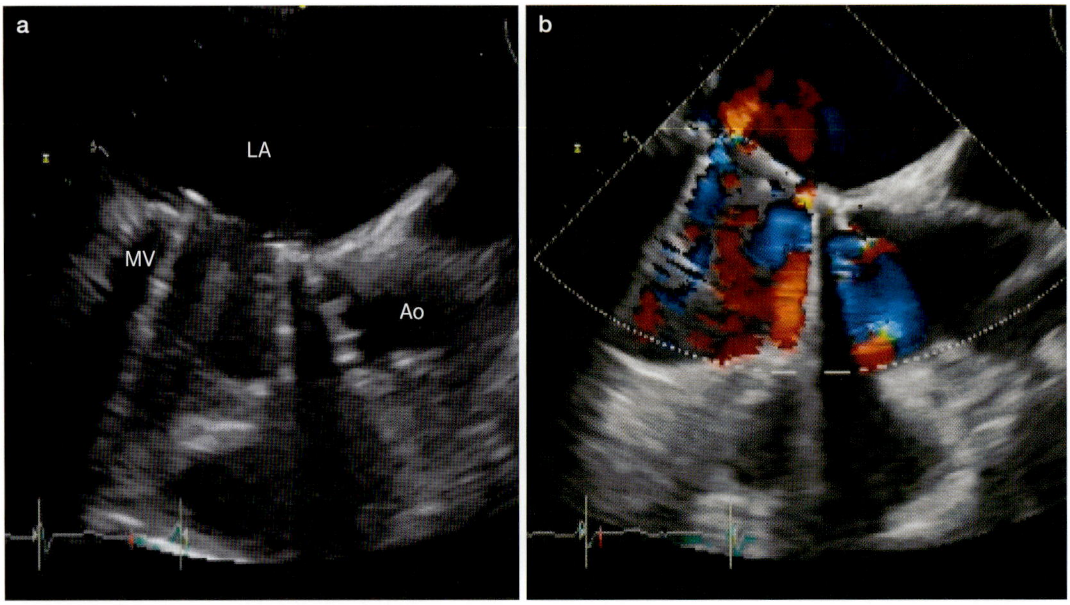

図2 僧帽弁置換術＋大動脈弁置換術後症例
僧帽弁のアーチファクトにより，大動脈弁の観察範囲は制限される．
Ao：大動脈，LA：左房，MV：僧帽弁．

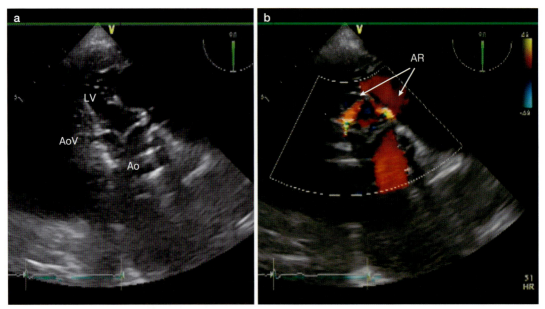

図3 TAVI術中における経胃アプローチによる大動脈人工弁の評価
a．断層像，b．カラードプラ像．
経胃アプローチにより，アーチファクトに邪魔されずに人工弁および弁周囲逆流（b，矢印）の観察が可能である．
Ao：大動脈，AoV：大動脈弁，LV：左室．

トの吹き出し口である弁座レベルを注意深く描出する』とされているが，なかなか断面の設定が難しい．偏在性に吹くため，弁座をなめるように吹き付けることが多く，ジェットの吹き出し口のみを評価することは難しい．観察断面を細かく調節して観察するように注意をするが（図4），過大評価することが多い．三次元エコーのバイプレーンモードでは，断面のレベルを調節することができ，有用である．

定量評価としては，左室流出路の血流シグナルと，僧帽弁または肺動脈弁の血流シグナルから逆流量，逆流率を自己弁と同様に計測する．しかし，人工弁では，左室流出路シグナルのサンプルボリュームの位置に注意を要する．人工弁に近すぎる場合は流速の過大評価の原因となる．

d. 溶血の評価

人工弁周囲逆流に対する治療の必要性を考慮する病態としては，逆流が多いことによる心不全と，量が多くなくても狭い部分を血流が通過することによる溶血が挙げられる．溶血の評価としては，乳酸脱水素酵素lactate dehydrogenase（LDH）の上昇とハプトグロビンの低下が用いられるが，後者は鋭敏すぎて，臨床上大きな問題とならないような溶血でも低下するため，非特異的ではあるが，LDHの変化で経過をみることがより有用であり，ガイドライン[4]でも推奨されている．

2 ガイドラインでみる弁周囲逆流の治療のポイント

a. 特異的な病態（感染性心内膜炎や大動脈炎など）かどうか？

まず，弁周囲逆流が感染性心内膜炎や大動脈炎などによるものかどうかにより，その後の方針が大きく異なる．

感染性心内膜炎の弁周囲感染によるものであれば，基本手術治療を考慮するべきであり，感染性心内膜炎のガイドラインに沿った治療方針を考える．欧州心臓病学会European Society of Cardiology（ESC）ガイドライン[5]では，弁周囲逆流の量が多く，心不全を呈する症例はもちろんのこと（EmergencyまたはUrgent；Class Ⅰ，エビデンスレベルB），弁輪部膿瘍や瘻孔がある場合も，局所の感染がコントロールできないということで基本手術適応と考えられる（Urgent；Class Ⅰ，エビデンスレベルB）．大動脈炎症候群では，再手術前にステロイド治療などを行う必要がある．

一方，これら特異な病態によるものでない場合は，次に述べるように，弁周囲逆流の量や，溶血の程度により手術適応を決定する．

b. 弁周囲逆流の手術適応[4,6]

人工弁周囲逆流の治療適応を考えるうえで重要な病態は，逆流が多いことによる心不全と，量が多くなくても狭い部分を血流が通過することによる溶血が挙げられる．

弁周囲逆流の手術適応としては，ACC/AHAガイドライン[6]では，①治療抵抗性の溶血がある場合，②重症弁周囲逆流による心不全が生じる場合に手術適応とされる（ClassⅠ，エビデンスレベルB）．また，症状の有無にかかわらず，弁周囲逆流が重症の場合は，手術適応を考慮する（ClassⅡa，エビデンスレベルC）．ESCガイドライン[4]でも基本同様であるが，「治療抵抗性の溶血」を具体的に，「繰り返し輸血が必要な場合や強い症状を伴う場合」と明記されている．

なお，ガイドラインには記載されていないが，弁周囲逆流では，溶血性貧血とともに大動脈弁狭窄症でみられる，後天性von Willebrand病（Heyde症候群）を発症し，貧血の原因となることが報告されている．

c. 外科治療ができない症例におけるデバイス治療

人工弁置換術の再手術は，初回手術に比べて

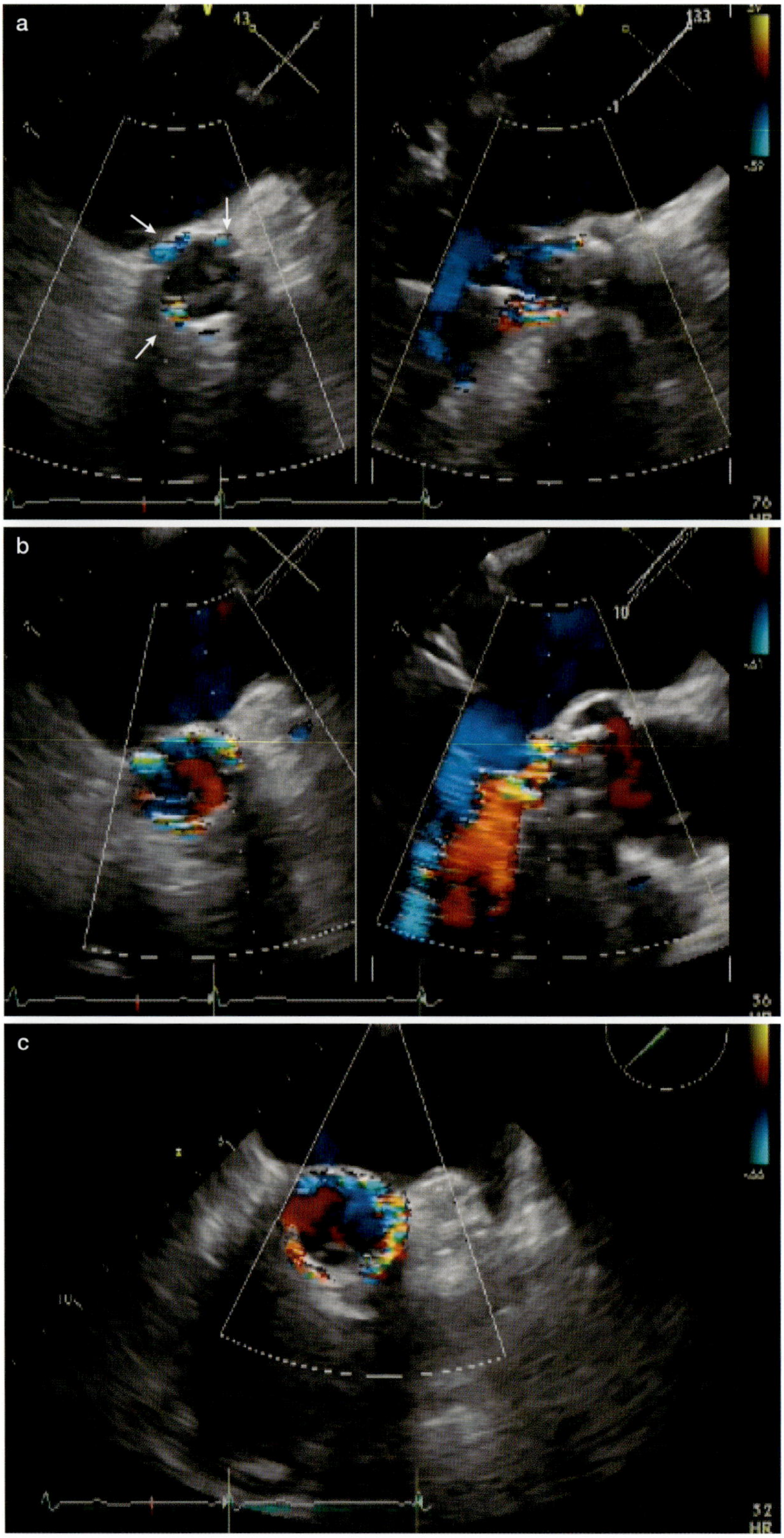

図4 経食道心エコー検査による弁周囲逆流の評価

大動脈弁短軸断面で弁輪周囲にカラージェットが描出される部分の周囲長により,弁周囲逆流の重症度を半定量評価するが,断面の設定に十分注意しないと過大評価する.
弁周囲逆流を1時,7時,11時の3ヵ所(矢印)にわずかにみられる(a)が,少し断面のレベルが左室側にずれる(b)だけで,偏在性逆流ジェットのため,過大評価となり,さらに左室側にずれる(c)と,ほぼ全周性にカラージェットが描出される.バイプレーンモード(a,b)では,断面のレベルを調節することができ,有用である.

リスクが高く，再手術を躊躇する症例が多い．このような高リスクの症例に対し，選択肢の1つとして経カテーテル治療がある[7]．現時点ではデータが少なく，また日本ではオフラベルでの使用となるため，確立された治療法とはいえないが，ACC/AHAガイドライン[6]およびESCガイドライン[4]でも述べられている．日本でも2016年2月より臨床試験が始まっており，今後一つの選択肢として期待されている．

　ACC/AHAガイドラインでは，「内科治療抵抗性の溶血またはNYHA Ⅲ/Ⅳの心不全で外科手術が高リスクである症例で，デバイス治療に適した位置・範囲の場合」に推奨している（Class Ⅱa，エビデンスレベルB）が，ESCガイドラインでは，「外科治療が必要であるが，禁忌または高リスク症例の中で，症例を選んで考慮してもいい」という記載にとどめている．ガイドラインの出版の時期が，ACC/AHAが2014年，ESCが2012年と異なるためかもしれない．この分野の臨床応用も日々進歩していると考えられる[7]．

d. その他の保存的治療

　カテーテルデバイスによる治療はまだまだ未知数であり，少なくとも現在の日本では，通常の保険診療では行われていない．外科治療ができない，または非常にリスクが高い場合は，保存的に内科治療を継続することも多い．

　心不全に対しては，利尿薬や血管拡張薬，強心薬などの一般的な心不全治療がなされる．溶血に関しては，鉄剤投与やエリスロポエチン，輸血，またβ遮断薬などの治療が挙げられる．

● 文献

1) Ionescu, A et al：Prevalence and clinical significance of incidental paraprosthetic valvar regurgitation：a prospective study using transoesophageal echocardiography. Heart 2003；89：1316-1321
2) Hayashida, K et al：Impact of post-procedural aortic regurgitation on mortality after transcatheter aortic valve implantation. JACC Cardiovasc Interv 2012；5：1247-1256
3) Zoghbi, WA et al：Recommendations for evaluation of prosthetic valves with echocardiography and doppler ultrasound：a report From the American Society of Echocardiography's Guidelines and Standards Committee and the Task Force on Prosthetic Valves, developed in conjunction with the American College of Cardiology Cardiovascular Imaging Committee, Cardiac Imaging Committee of the American Heart Association, the European Association of Echocardiography, a registered branch of the European Society of Cardiology, the Japanese Society of Echocardiography and the Canadian Society of Echocardiography, endorsed by the American College of Cardiology Foundation, American Heart Association, European Association of Echocardiography, a registered branch of the European Society of Cardiology, the Japanese Society of Echocardiography, and Canadian Society of Echocardiography. J Am Soc Echocardiogr 2009；22：975-1014；quiz 1082-1084
4) Vahanian, A et al：Guidelines on the management of valvular heart disease（version 2012）. Eur Heart J 2012；33：2451-2496
5) Habib, G et al：2015 ESC Guidelines for the management of infective endocarditis：The Task Force for the Management of Infective Endocarditis of the European Society of Cardiology (ESC). Endorsed by：European Association for Cardio-Thoracic Surgery（EACTS）, the European Association of Nuclear Medicine（EANM）. Eur Heart J 2015；36：3075-3128
6) Nishimura, RA et al：2014 AHA/ACC guideline for the management of patients with valvular heart disease：executive summary：a report of the American College of Cardiology/American Heart Association Task Force on Practice Guidelines. J Am Coll Cardiol 2014；63：2438-2488
7) 橋本　剛ほか：Para-valvular leakの経カテーテル治療に心エコーをどう使うか．心エコー 2016；17：532-538

〈泉　知里〉

IV

三尖弁閉鎖不全症（TR）の The Best Treatment

IV 三尖弁閉鎖不全症(TR)のThe Best Treatment

1 手術の判定に必要なTRの重症度評価とは？

1 三尖弁閉鎖不全(TR)における心エコーの役割

　軽症の三尖弁閉鎖不全tricuspid valve regurgitation(TR)は正常の三尖弁においても生じうる．臨床的に問題になるようなTRには弁の器質的変化による一次性TRと，三尖弁輪の拡大や右室拡大に伴うtetheringによる機能性の二次性TRに大別される．一次性TRとしてはリウマチ性，弁尖逸脱，感染性心内膜炎，先天性心疾患(Ebstein奇形)，放射線療法後，カルシノイド症候群，胸部外傷，右室生検による障害，ペースメーカー・ICDのリードによるものなどがある．しかし問題となるTRの約80％は機能性(二次性)TRである．

　一次性TRについては，心エコーにより弁の変性・損傷，弁尖の逸脱，疣腫，先天性心疾患などを評価することができる．リウマチ性では腱索肥厚，弁尖の肥厚，癒合，可動性の低下などを認めるが，ほとんどの場合が僧帽弁との連合弁膜症として認められる．まれな疾患ではあるが，カルチノイド症候群では肥厚・収縮した"棍棒状の"弁が開放した状態で固定されている所見を認める．

　多くを占める二次性TRでは器質的な変化がなく，三尖弁輪の拡大や弁尖の収縮期離開などの所見を認める．手術適応を考える場合，ドプラエコー法を中心としたTRの重症度評価が最も重要となる．本稿はガイドラインに準拠した手術適応を念頭においての心エコー法によるTRの重症度評価を中心に述べる．

2 本邦のガイドラインに基づくTRの手術適応

　以前は三尖弁のみに対する手術成績が良くないことから，TRに対する手術も他の弁膜に対する手術に際して同時に行うことがほとんどであった．今日においても僧帽弁との同時手術が大多数を占める．しかし手術技術の向上によりTR単独の手術も増加の傾向にあり，その成績も以前より良好なものとなっている．

　一次性TRについては，本邦のガイドライン[1]では高度の一次性TRで症状を伴う場合はClass Iの手術適応である．ただしTRの改善により右室への負荷が増えるため，術前に右心不全を呈する症例は要注意とされる．また感染性心内膜炎に伴うTRで，大きな疣腫，治療困難な感染・右心不全を伴う場合もClass IIaでの手術適応となる．

　二次性TRに対しては，一般に逆流が3度以上(中等度以上)の症例を手術適応としている．ただし僧帽弁が正常で，肺高血圧も中等度(収縮期圧 60mmHg)以下の無症状のTRについては手術適応はない(Class III)．TRが2度であっても心房細動や肺高血圧を合併し，弁輪拡大(経胸壁心エコーで40mm以上もしくは21mm/m^2以上)を認める場合は手術適応とする．だが，ここで問題となるのが手術適応の基準であるTRの重症度を「カラードプラ法による半定量法が一般的に使われる」としていることである．ガイドラインには半定量法自体の具体的な記載はないが，文面より逆流ジェットの右房内

到達度の主観的な評価法を指すものと思われる.

TRの手術の多くが僧帽弁手術との同時手術であり,かつ術前の重症度が中等度であっても僧帽弁手術によりTRが増悪することがあることを考えると,TRの重症度評価はおおまかであっても,臨床上さほど問題とならないという考え方も成り立つ.しかし到達度による評価は主観的であるうえに,エコー画像が不良な症例ではしばしば過小評価されてしまう.また半定量法による評価は定量的な指標と必ずしも一致しないことがしばしばあり,特に軽症と中等度の間にはオーバーラップがあることは手術適応を考えるうえでは問題となる.

3 米国のガイドラインにおけるTRの評価と手術適応

ここで米国のガイドラインに目を向けてみよう.ACC/AHAの弁膜症疾患についての治療ガイドライン[2]においては,手術適応を考えるにあたって,まずTRの程度をステージ化している.心エコーなどで三尖弁の解剖学的変化,弁膜の血行動態(逆流度評価),およびTRに伴う血行動態の変化(右心系への負荷)を評価し,症状と合わせてstage A(TRのリスクあり:TRはないか痕跡程度),stage B(進行しうるTR;軽症〜中等度TR),stage C(無症候性・重症TR)およびstage D(症候性・重症TR)に分類する.

TRの逆流度評価にあたる弁膜の血行動態valvular hemodynamicsは次の4つの指標により評価する.
- 逆流ジェット面積
- vena contracta
- 連続波ドプラにおけるTR逆流速波形のスペクトル信号の強さ(密度)および波形の形 contour
- 肝静脈血流波形

これらの指標によるTR重症度(逆流度)評価について,米国心エコー図学会American Society of Echocardiography(ASE)の弁膜症評価についてのガイドライン[3](ACC/AHAのガイドラインも多くをこれに拠っている)も参照しながら解説する.

a. 逆流ジェット面積(図1)

傍胸骨左縁短軸像または心尖四腔像(あるいは肋骨下からの描出による四腔像)における,カラードプラでの右房へのTR逆流ジェットの面積である.逆流ジェット面積は右室造影や臨床所見と相関するが,TRの性状や解剖学的差,また心エコー装置の設定などにも影響される.

心エコー装置の設定ではパルス繰り返し周波数 pulse recurrence frequency(PRF)やカラーゲインの影響を受ける.一般的にはカラー折り返し速度(ナイキスト速度)を50〜60cm/secに設定し,カラーゲインは動きのない構造物からのカラー信号がちょうど消失する程度にする.ジェット面積とPRFは逆相関の関係にあり,PRFを高すぎたり低すぎたり設定するとジェット面積を正確に評価できない.

また右房壁に沿って吹くような偏心性のジェットの場合は中心性のジェットよりもTRの程度を過小評価する傾向がある.偏心性ジェットの存在は三尖弁の一次的な構造的変化(弁尖の逸脱,穿孔など)を示唆する所見である.また右室圧や右室収縮能もジェット面積に関係する.

このような限界はあるが,ジェット面積は三尖弁の重症度を比較的よく反映する.ジェット面積により軽症〜中等度例と重症例を86%の症例で鑑別できるといわれる.しかし軽症と中等症の間にはオーバーラップがあり,また重症TRの30%では重症度を過小評価するとされる[4].

ガイドラインでは逆流ジェット面積によるTRの重症度を
- 軽　症:$<5.0cm^2$
- 中等度:$5〜10cm^2$
- 高　度:$>10cm^2$

と評価している.

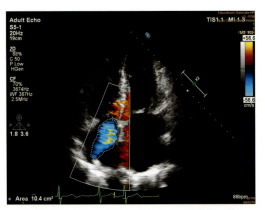

図1 逆流ジェット面積によるTRの重症度評価
心尖四腔像での描出による逆流ジェット面積の計測を示す．カラードプラ画像で逆流面積は10.4cm²と計測され，逆流ジェット面積からは重症TRと評価された．

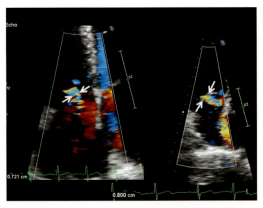

図2 vena contractaによるTRの重症度評価
TRの逆流ジェットのvena contractaを心尖四腔像(左)および傍胸骨左縁短軸像大動脈弁レベル(右)でのカラードプラ像を計測した．三尖弁通過部位での逆流ジェットの最小幅(矢印間)を計測する．心尖四腔像で0.7cm，短軸像で0.8cmであり，重症TRと評価された．

b. vena contracta（図2）

proximal isovelocity surface area (PISA) 法はTRを定量的に評価する優れた方法であるが，ガイドラインでは臨床的にはそこまでの評価を必要とする場合は少ないとし，その代わりにvena contractaの計測を推奨している．vena contractaは三尖弁部位で最も小さいジェット幅の部分を計測するが，より正確にはカラードプラの色の逆転するconvergent velocityの部分の幅として計測すべきである．vena contractaはPISA法で求めた逆流弁口面積とよく相関する．

ガイドラインではvena contractaによるTRの重症度を，
- 軽　症：vena contractaを計測できない
- 中等症：＜0.7cm
- 高　度：≧0.7cm

と評価している．この基準による評価は，PISA法での評価による高度TRを感度・特異度90％で判定しうる．

c. 連続波ドプラ波形（図3）

連続波ドプラ continuous wave Doppler (CWD)の最大流速は肺動脈収縮期圧の推定に用いられるが，当然のことながら，その流速はTRによる逆流量とは相関しない．高度TRでは，肺動脈圧の上昇がなければ逆流開口面積が大きい分だけ流速はむしろ低くなる．

CWD波形では流速よりも信号強度（スペクトル上では波形の濃さ）および包絡線の輪郭＝波形の形(contour)がTRの重症度評価としては有用である．TRの逆流量が大きくなるほど流速波形は画面上で濃く描出される．また高度TRでは波形の形は放物線様から三角形に近い形に変化し，かつ逆流早期に最大血流速度を認めるようになる．高度TRで左室圧の上昇を認めない場合は右室流入波形と逆流波形は相似形のような形を呈し，三尖弁での"to-and-flow"を示す．

ガイドラインではCWDによるTRの重症度を，
- 軽　症：波形は淡く，放物線様の輪郭を描く
- 中等度：波形の強さ，輪郭は種々
- 高　度：波形は濃く，三角形の輪郭で逆流早期に頂点がある

と評価している

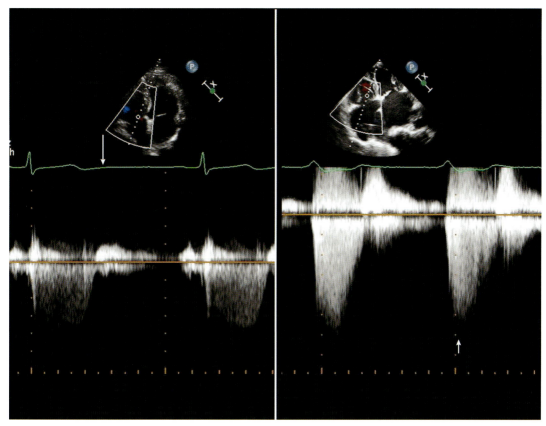

図3　TRにおけるCWD波形
軽症TR（左）および重症TR（右）における三尖弁逆流のCWD波形を示す．軽症TRではCWDでの波形信号は薄く，波形の形は放物線に近い形を示す（左）．重症TRでは波形信号は濃く，かつ最大流速は前のほうにあり（矢印），そのため波形は三角形に近い形態になる（右）．

d. 肝静脈血流波形（図4）

パルスドプラ pulse wave Doppler（PWD）での肝静脈血流波形は二相性を呈し，通常は収縮期波形が優位である．TRの程度が大きくなると収縮期波形が小さくなり，高度TRでは逆方向への血流となる．肝静脈の収縮期逆流波形 systolic flow reversal は高度TRに比較的特徴な所見であるとされるが，高度TR検出の感度は80％程度であり，かつ右房，右室の拡張性，呼吸性変動，前負荷，心房細動などの影響を受けることに注意する必要がある．

ガイドラインでは肝静脈血流波形によるTRの重症度を，
- 軽　度：収縮期優位
- 中等度：収縮期波形が低下している
- 高　度：収縮期逆流波形

と評価している．

以上の4つが三尖弁での血行動態＝狭義のTR重症度の指標として推奨されているが，個々の症例を評価するうえでは，必ずしも4つの指標がそろっている必要はない．またこれらの指標は心エコーの画質に依存することにも留意する必要がある．最終的な重症度評価は下記に記す血行動態の指標や，臨床症候と総合的して判断するべきである．

以上は弁膜疾患のガイドラインに準じた逆流度評価であるが，PISA法についてはASEの弁膜疾患評価についてのガイドライン[3]でも臨床的な必要性は低いとされている．有効逆流弁口

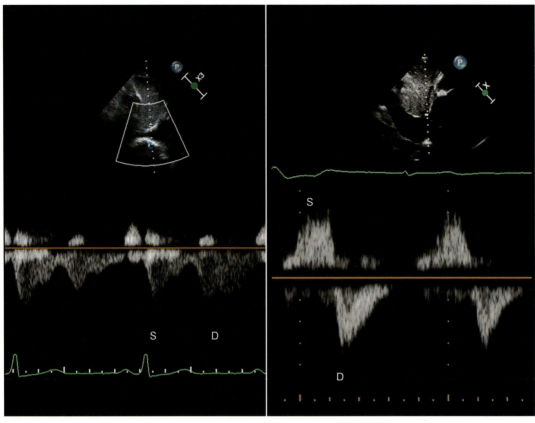

図4 TRにおける肝静脈血流波形
軽症TR(左)および重症TR(右)において，PWDで肝静脈血流波形を記録した．軽症TRでは正常例と同様に，肝静脈血流波形は収縮期(S)，拡張期(D)ともに下向きの波形として描出され，収縮期波形が優位である(左)．重症TR例では収縮期には上向きの波形となっている(右)．

面積 effective regurgitant orifice area(EROA)や逆流量における重症度評価のカットオフ値についても明記されていない．それに代わるものとして，PISA半径のみでの重症度評価についての基準値が示されている．カラー折り返し速度(ナイキスト速度)を28cm/secと設定したカラードプラ像で，TRのPISA半径が0.5cm以下を軽度TR，0.6〜0.9cmを中等度TR，0.9cmより大きい場合を高度TRと評価している．この方法はEROAなどを求めるのに比べると簡便ではある．ただTRの場合は僧帽弁閉鎖不全に比べてPISA半径の計測は難しいことも指摘されている．その他の指標としてはPWDでの右室流入波形においてE波速度＞1.0m/sec(洞調律で二相性の場合)の存在も高度TRを示唆する所見とされる．

以上の三尖弁での血行動態評価に，三尖弁の解剖学的変化および血行動態の変化を合わせてTRのステージは評価されるが，後二者についても基本的には心エコーで評価される．

血行動態は右心系に影響を与えるので，右室・右房・下大静脈の大きさおよび右房圧で評価する．軽症TRは右室・右房・下大静脈の大きさが正常範囲内であるものとされる．中等度TRでは右房，下大静脈は正常〜軽度拡大で，下大静脈の呼吸性変動は正常に保たれる．右室の拡大はなく右房圧も正常である．高度TRになると右房，右室，下大静脈は拡大し，下大静脈の呼吸性変動は減弱する．心室中隔が拡張期

に圧排され，D-shapeを呈することもある．右房圧の上昇は頸静脈のc-V waveとしても認める．さらに進行すると右室の収縮能低下も認められる．左室と異なり非対称的な形態の右室の収縮能評価はむずかしいが，三尖弁輪の移動距離 tricuspid annular plane systolic excursion（TAPSE，正常値＞16mm），三尖弁輪速度（s'，正常値＞10.0cm/sec），右室収縮末期面積（正常値＜20.0cm^2），fractional area change（正常値＞35％）などが用いられる．ただし，これらはいずれも右室負荷についての所見であって，TRに特異的な所見ではない．

三尖弁の解剖学的変化（形態）の評価は重症度決定とともに一次性TRと二次性TRを鑑別するために行われる．一次性TRでは感染性心内膜炎での疣腫，リウマチ変性，弁尖逸脱などの所見を認め，病状の進行とともに形態の変化も進行する．二次性TRは弁尖の性状は正常で，弁輪の拡大，弁尖のtetheringが次第に進行する．三尖弁輪径はTRの逆流量と相関し，心尖四腔像で三尖弁輪径が40mmより大きい（または体表面積で補正して21mm/m^{2}より大きい）場合は，僧帽弁のみを手術するとTRが残存または進行する可能性が高い．tetheringの高さtentorial heightや面積tethering areaも二次性TRの進行に関与する．三尖弁の弁輪面と収縮中期の弁尖接合点の距離として測定したcoaptation距離が8mmより大きい場合は有意なtetheringとされる[5]．

手術適応は狭義の重症度である弁膜の血行動態から決定されるのではなく，ほかの2つの項目を含めて決定されたステージ分類によって決められる（文献2, p.47, Figure 5参照）[2]．左心系の手術を行う場合は，stage CまたはDの高度TRはClass I（エビデンスレベルC）で同時に三尖弁の手術が推奨され，stage Bであっても三尖弁の有意な拡大（＞40mm，または＞21mm/m^2）または右心不全の既往がある場合は同時手術の適応とされる（Class IIa，エビデンスレベルB）．中等度の二次性TRでも肺高血圧が合併している場合は，同時手術を検討してもよい（Class IIb，エビデンスレベルC）．その他，内科的療法に反応しない，症状のある高度一次性TR（stage D）も手術によって改善が期待され（Class IIa，エビデンスレベルC），無症状でも高度TRであれば（stage C），中等度以上の右室拡大や右室収縮能低下がある場合は手術を検討する（Class IIb，エビデンスレベルC）．

なお心エコーによる重症度評価が身体所見や心電図と合わないような場合や，心エコーでのTR逆流ジェットや流速波形が適切に描出できない時には右心カテーテルでの肺動脈圧・肺動脈血管抵抗の計測が推奨される．経食道エコーについては，僧帽弁閉鎖不全（mitral regurgitation（MR））などの場合と異なり，経胸壁心エコーで描出が困難な場合に実施してもよいと，積極的に推奨されているわけではない．むしろ心臓MRによる評価がエコー法が困難な症例ではエビデンスレベルCで推奨されている．

4 欧州のガイドラインにおけるTRの評価

欧州心臓病学会European Society of Cardiology（ESC）の弁膜疾患についてのガイドライン[6]では，TRの重症度評価は欧州心エコー図学会Euro Echo Imaging（現：欧州心血管イメージング学会European Association of Cardiovascular Imaging（EACVI））の心エコーによる逆流性弁膜疾患の評価についてのガイドライン[7]に準ずるとされる．EACVIでのガイドラインでの重症度の基準値については米国の場合と大差はないが，評価の意義については若干の違いがある．

カラードプラでの評価については偏心性で右房天井に届くような大きなTRの存在は高度TRを示唆するが，ジェット面積については半定量的評価とは推奨されない．中心性に吹く小さなTR以上では定量的評価法が望ましい．vena contractaは欧州でも血行動態に左右されにくい指標として高く評価されている．米国のガイドラインでは手間がかかりすぎるとして積

極的には推奨されていないPISA法は，可能であれば望ましい方法とされている（EROA≧40mm^2 または逆流量≧45ml を高度TRとする）．CWDでの逆流波形（信号強度・形態）や肝静脈血流の収縮期逆流は米国でのガイドラインと同様に高度TRの指標として推奨されている．なお経食道エコーについては経胸壁エコーでの描出が困難な症例での使用が勧められている．

5 最後に

本稿では米国でのガイドラインを中心に，手術の判定に必要なTRの重症度評価について述べた．TRに対する手術は，感染性心内膜炎など一部の場合を除いて，ほとんどが左心系との同時手術として実施される．そのため重症度評価については軽視されがちである．しかし，本文中でも述べたように三尖弁単独手術の成績も以前より向上しており，今後単独手術を行う場合も増加することが予想される．大動脈弁，僧帽弁に続き，三尖弁についても経カテーテル的な形成術が開発されつつあり，実用化された暁にはTRのより正確な重症度評価が必要とされるであろう．

米国のガイドラインでは経胸壁心エコーをTRの重症度評価，右心室・心房径，下大静脈径，右室機能の計測，収縮期肺動脈圧の推定，および関連する左心系病変の評価として実施することをClass I で推奨している（エビデンスレベルC）[2]．それに対して，わが国の弁膜疾患のガイドラインはいまだにTRの到達距離を基準とするなど，心エコーによる重症度評価を軽視していると言わざるを得ない．今後は本邦のガイドラインも定量的な評価に基づく重症度評価を含めたものへと改善されることを期待したい．

●文献

1) 日本循環器学会．循環器病ガイドラインシリーズ2012年版：弁膜疾患の非薬物治療に関するガイドライン（2012年改訂版）http://www.j-circ.or.jp/guideline/pdf/JCS2012_ookita_h.pdf（2017年2月閲覧）
2) Nishimura, RA et al：2014 AHA/ACC Guideline for the Management of Patients With Valvular Heart Disease：executive summary：a report of the American College of Cardiology/American Heart Association Task Force on Practice Guidelines. Circulation 2014；129：2440-2492
3) Zoghbi, WA et al：Recommendations for evaluation of the severity of native valvular regurgitation with two-dimensional and Doppler echocardiography. J Am Soc Echocardiogr 2003；16：777-802
4) Grossmann, G et al：Comparison of the proximal flow convergence method and the jet area method for the assessment of the severity of tricuspid regurgitation. Eur Heart J 1998；19：652-659
5) Fukuda, S et al：Determinants of recurrent or residual functional tricuspid regurgitation after tricuspid annuloplasty. Circulation 2006；114（1 Suppl）：I582-I587
6) Vahanian, A et al：Guidelines on the management of valvular heart disease（version 2012）. Eur Heart J 2012；33：2451-2496
7) Lancellotti, P et al：European Association of Echocardiography recommendations for the assessment of valvular regurgitation. Part 2：mitral and tricuspid regurgitation（native valve disease）. Eur J Echocardiogr 2010；11：307-332

（岩倉 克臣）

2 他の心臓手術に合わせて行う TRの手術適応と術式

はじめに

三尖弁閉鎖不全症（三尖弁逆流 tricuspid valve regurgitation（TR））診療における最近の傾向として，大動脈弁置換術や僧帽弁形成術といった左心系の弁膜症の手術と同時に，三尖弁輪形成術 tricuspid annuloplasty（TAP）を追加する機会が増えていることが挙げられる．二次性TRに関しては逆流の程度が重度でなくても，弁輪拡大，肺高血圧などがみられればTAPを併施する方針が，すべてのガイドラインにおいて推奨されているのである[1,2]（表1，図1）（日本循環器学会のガイドラインについては『弁膜疾患の非薬物治療に関するガイドライン（2012年改訂版）』，p.34，表34参照）．

三尖弁疾患の中でも二次性TRは頻度が高く，TR全体の約8割を占めている．従来は二次性TRに対しては外科治療を積極的に検討することはあまりなく，保存的なアプローチをとるのが一般的であった．こうした治療戦略は，1960年代のBraunwaldらの報告[3]に端を発している．二次性TRは「機能性」TRとも呼ばれ，弁構造物に器質的な障害がなく，右室への圧負荷や容量負荷の結果生じた一過性の現象であると捉えられてきた．Braunwaldらの報告では原因となる僧帽弁や大動脈弁の弁機能不全が手術で改善されれば，右室の容量，圧負荷は緩和され，二次性TRは自然と軽快することを示唆している．しかしながらその後，Mayo Clinicのグループにより僧帽弁置換術後の重度TRに対する外科治療が非常に高いリスクを伴うことが報告され[4]，一方でCarpentierらは二次性TRに対するTAPの優れた臨床成績を報告した[5]．こうした報告がきっかけとなり，現在までに二次性TRの病態，自然経過，外科治療成績に関するさまざまな報告がなされるようになり，二次性TRに対する治療方針は大きく転換していくこととなった．

本稿では二次性TRに関するこれまでの重要な報告を振り返ることにより，ガイドラインでもみられる治療方針変更の根底にある考え方を紐解いてみたい．

1 三尖弁はどのような構造になっているのか？ －解剖を理解する－

三尖弁は，同じ房室弁である僧帽弁と似た構造をしているが，いくつかの相違点がある．立体的に三尖弁をみるとその構成は僧帽弁と同じで，弁尖，腱索，乳頭筋，弁輪から構成され（図2），展開すると弁尖が1枚の垂れ布を丸めたような構造であることがわかる（図3）．三尖弁の閉鎖は，相対する弁尖の余剰部分が重なり合い，coaptationと呼ばれる接合面を形成することで，強い心室圧にも耐えうる仕組みである．僧帽弁と異なるのは，垂れ布のような弁尖には3ヵ所の裂隙があり，裂隙によって中隔尖，前尖，後尖の分割される点である．またそれぞれの裂隙に対応して3つの乳頭筋があり，上乳頭筋 superior papillary muscle，前乳頭筋 anterior papillary muscle，下乳頭筋 inferior papillary muscle と称される．ただし三尖弁の場合

表1 各種ガイドラインにおける左心系手術時の二次性TRの手術適応

2014 AHA/ACC ガイドライン
Class I
- 左心系の弁膜症手術を施行する際の重度TRに対する三尖弁手術（エビデンスレベルC）

Class IIa
- 左心系弁膜症手術を施行する際に，軽度または中等度TRがあり，三尖弁輪拡大，または右心不全の既往がある患者に対する三尖弁形成術（エビデンスレベルC）

Class IIb
- 左心系弁膜症手術を施行する際に，中等度TRがあり，肺高血圧がある患者に対する三尖弁形成術（エビデンスレベルC）

2012 ESC/EACTS ガイドライン
Class I
- 左心系の弁膜症手術を施行する際の，重度TRに対する三尖弁手術（エビデンスレベルC）

Class IIa
- 左心系の弁膜症手術後を施行する際に，症候性もしくは右室の拡張/不全の進行を呈する重度TRがあり，かつ，左心系の弁機能不全，重度の右/左心不全，重度の肺血管病変がない症例に対する三尖弁手術（エビデンスレベルC）
- 左心系弁膜症手術を施行する際に，軽度または中等度TRがあり，弁輪拡大がある患者に対する三尖弁形成術（エビデンスレベルC）

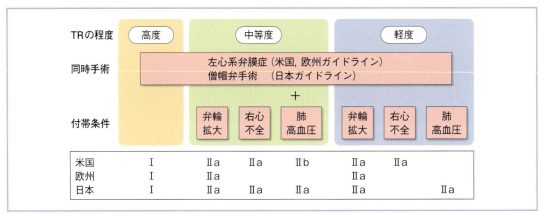

図1 米国，欧州，日本の各ガイドラインの比較

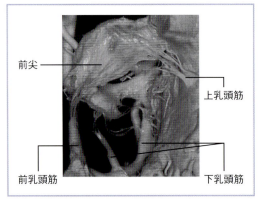

図2 三尖弁の構造1

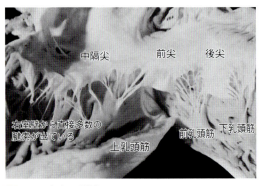

図3 三尖弁の構造2

はそれぞれの乳頭筋が細かく分葉していることが多く，実際には多数の小さな乳頭筋からなるようにみえることが多い．三尖弁で特徴的なのは，中隔尖が右室壁から乳頭筋を介さず直接腱索でつながっている点である．三尖弁輪は，僧帽弁ともやや異なる特徴的な三次元構造をしている[6]（図4）．弁輪の中でも，中隔尖の付着するところは心臓の線維骨格と連続し，線維成分の多い強い構造をしているが，前尖，後尖が付着する部分はこうした線維成分が少なく，右室拡大などにより変形や拡張が起こりやすい．

2 なぜ二次性TRが発生するのか？ －病態を理解する－

TRの原因は「一次性」と「二次性」とに二分される．「一次性」とは弁尖や腱索といった弁構造物そのものの器質的障害による機能不全を意味している．代表的な一次性TRの原因として，感染性心内膜炎，リウマチ熱，外傷などが挙げられる．一方で，「二次性」とは，まず心不全や肺高血圧といった右室への圧負荷や容量負荷が存在し，その結果三尖弁に機能不全が生じたという意味である．特にTRが生じると，右心室はさらなる容量負荷から拡大し，その結果TRがさらにひどくなるといった悪循環に陥ってしまう．

二次性のTRはどのようなメカニズムで発生するのだろうか？　二次性TRは機能的TRとも呼ばれる．「機能的」と表現する意図は，容量負荷から右室に過量の血液が流入し，肺高血圧など過大な後負荷のため順行性に血液を駆出しきれず，入り口である三尖弁で逆流が生じているという点にある．こうした表現から，あたかも二次性TRでは「器質的」な病変はなく，そのため右室への容量負荷や圧負荷さえ解除すれば，「機能的」であるTRは弁機能を取り戻すと期待されがちである．このため，特に左心系に弁機能不全がある患者では，それらを治療することで，三尖弁も「二次的」に弁機能が回復すると考えられていたのである．

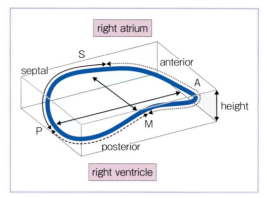

図4　三尖弁の特徴的な三次元構造

しかし実際の二次性TRの機序はもう少し複雑で，明らかな「器質的」な構造変化を伴っている（図5）．心エコーを用いた解析では二次性TRの2つのメカニズムが提唱され，1つは三尖弁輪の拡張であり，もう1つが弁尖のtetheringである[7]．三尖弁輪の拡張は，右室が拡大することと，心房細動などから右房が拡張する2つの要因から発生する．この際弁輪は周囲長が増すだけでなく，立体構造が失われ平坦となり，さらに楕円形から円形に近くなる[6]．一方で弁尖のtetheringとは，右室拡大に伴い乳頭筋が偏位することにより，腱索を介して弁尖が右室側に引っ張られることである．その結果，三尖弁同士の接合が悪くなり逆流が発生する．特に三尖弁は僧帽弁とは異なり，中隔尖が乳頭筋を介さず右室から直接腱索が弁尖に接続しているため，僧帽弁よりもtetheringの影響を受けやすい．Sagieらの心エコーを用いた解析では，TRの程度は肺動脈圧や右室拡張よりも，弁輪拡張やtetheringの程度と強く相関しており，こうした器質的な変化こそが二次性TRのメカニズムの本質であることが示されている[8]．またVargas Abelloらは，二次性TRの程度が強くなるに従い，右室は拡張するだけでなく，三尖弁輪収縮期移動距離tricuspid annular plane systolic excursion（TAPSE）やmyocardial performance indexで示される右室機能も低下していると報告している[9]．こうした結果から

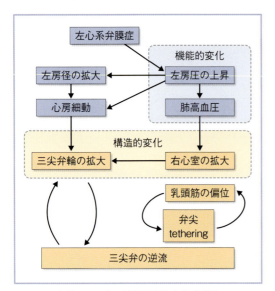

図5 二次性TRは「器質的」構造変化を伴う

は，二次性TRを「機能的」と称することはやや誤解を生じやすい．つまり，二次性TRの本質は，右室機能が低下した結果，右室形態の拡大を主体としたリモデリングremodelingがみられ，さらには乳頭筋偏位による弁尖のtetheringと弁輪の拡大，変形による接合不全が生じる，いわば三尖弁構造物の「器質的」変化が二次的に生じているのである．このため，こうした弁が本来の弁機能を取り戻すためには，右室への容量負荷や圧負荷の寛解だけではなく，弁構造物に生じた器質的変化が"リモデルremodel"される必要があることが理解される．

3 TRを放置すればどのなるのか？ －自然経過を理解する－

重度の僧帽弁閉鎖不全症（僧帽弁逆流mitral valve regurgitation（MR））や大動脈弁狭窄症aortic valve stenosis（AS）といった左心系の弁機能不全は，手術をせずに保存的に経過をみた場合には，心不全や致死性不整脈から遠隔期死亡率が比較的高いことが知られている．そのため，重度のMRやASに対してガイドラインでも積極的な外科治療が推奨されている．一方で，TRはこれら左心系弁膜症に比べれば，比較的よく代償され，そのため症状が現れにくく，さらに薬物治療の反応性も良好である．そもそもTRは積極的に外科治療を考慮しなければならないほど重篤な病態なのだろうか？

Nathらは心エコーでTRを評価した5,523例の遠隔期生存率を調査し，TRが悪くなるほど遠隔期生存率も低下していることを報告している（1年生存率，TRなし：91.7％，mild：90.3％，moderate：78.9％，severe：63.9％）[10]．ただし，本報告には併存する左心系弁膜症の影響は検討されていない．Messika-Zeitounらは，対象を一次性TR（主に外傷性）に限定した自然経過を報告している[11]．TR症例では10年死亡率が39％と年齢，性別を調整した一般米国人口より明らかに高く，また三尖弁関連イベント（心不全，心房細動，外科手術，死亡）も10年間で75％と高率であった．このようにTRの自然経過は報告が少なく確定的な知見とはいえないが，限られた報告から類推できることは，TRは単独であっても心不全や心房細動を高率に発症し，生命予後を悪化させる．そのため，症候性や重度のTRでは積極的に外科治療を考慮するべきであることがガイドラインでも推奨されている．

一方で左心系弁膜症が治療された後の，二次性TRの自然経過はどうであろうか？ 1960年代のBraunwaldらの報告[3]にみられるように，左心系弁膜症を治療することで二次性TRは本当に自然と軽快するのだろうか？ 表2に二次性TRの自然経過の報告をまとめた[12～15]．これらの報告にある通り二次性TRは左心系弁膜症の術後7～36％程度の頻度で再発，または増悪している．それぞれの報告でみられる再発率にはかなりのばらつきがみられる．その原因としては，対象とした原因疾患や治療法に違いがあることが挙げられる．例えば，最初の2つの報告[12,13]ではリウマチ性弁膜症が多く，リウマチ性弁膜症では三尖弁自体にもリウマチ性変化が生じている場合もあり，純粋に二次性とは言いきれない．また僧帽弁置換術では弁尖を切除することにより弁と左室の連続性が絶たれ，

表2　左心系弁膜症手術後の二次性TRの推移

	対象	基礎疾患	追跡期間	TRの再発率	再発の危険因子	TR再発例の臨床経過
Kwak, 2008[12]	335例，軽度TR以下	大動脈弁または僧帽弁	11.6年	26.9％で中等度以上，7.5％で重度	高齢，心房細動，左房径	イベント（心臓死，再手術）発生率が高い
Matsuyama, 2003[13]	174例，軽度TR以下	僧帽弁	8.2年	16％で中等度以上	心房細動，左房径，左心機能不全，軽度TR	
Goldstone, 2014[14]	495例，中等度TR以下	変性MR	9年	36％で中等度以上	高齢，術前TR	生存率や心不全発症率の増加なし
Song, 2009[15]	638例，軽度TR	大動脈弁または僧帽弁	5.3年	7.7％で中等度以上	高齢，女性，リウマチ，心房細動	イベント（心臓死，再手術，心不全）発生率が高い

　術後左室収縮不全をひき起こし，右心系の負荷が十分に解除されないことが懸念される．Benedettoらは，二次性TR再発率を病因別に比較し，リウマチ性僧帽弁膜症や虚血性MRで二次性TRの再発が高く，変性MRでは二次性TRの再発は少ないと報告している[16]．Mayo ClinicのYilmazらの報告は，具体的な再発率の記載がないので表には掲載していないが，TR gradeは術後わずかしか上昇せず（1.6→2.0），再手術が必要となった症例もみられなかった[17]．彼らは変性MRに対する弁形成術後では二次性TRの再発は少ないと結論づけている．

　こうした二次性TRの再発は，実際の臨床経過にどのような影響を及ぼすのだろうか？　前述の2つの報告では，TR再発例のほうが心血管イベントの発生率が高かった[12, 15]．また，Ruelらは，僧帽弁置換術後の心不全発症や死亡の危険因子としてTRの残存を挙げている[18]．一方，Grovesらは，僧帽弁外科治療後に運動耐容能を評価し，TRが残った場合には運動耐容能が明らかに低下していることを報告している[19]．こうした報告からは二次性TRが再発すれば，心血管イベントのリスクも高くなることが懸念される．

　では，なぜ原因であるはずの左心系弁機能不全が解消されても，TRは軽快しないのだろうか？　病態の項目で検討したように，二次性TRが左心系弁膜症手術後に弁機能を回復させるためには，右室への容量負荷や後負荷の解除だけではなく，低下した右室機能の改善や拡大した右室形態が再リモデリングされる必要がある．Benedettoらの報告では，二次性TRに三尖弁手術を施行しなければ，肺動脈圧は低下するが，右室内腔や三尖弁輪径の縮小がわずかしかみられなかった[16]．さらにDesaiらは，二次性TRで三尖弁手術を施行しなかった場合の右室機能，形態の推移を継時的に解析している．通常，右室機能は術直後に，いったん悪化した後，緩やかに回復する．しかし術前のTRが中等度以上の場合には，術後の右室機能は一時的な悪化の後，十分には回復せず，その後再度悪化に転じことを報告している[20]．こうした報告からは，二次性TR症例において左心系の弁機能の回復は，肺動脈圧を速やかに低下させ右室後負荷を緩和させるが，右室機能や形態はあまり変化せず，その結果TRが遺残または悪化することが推察される．

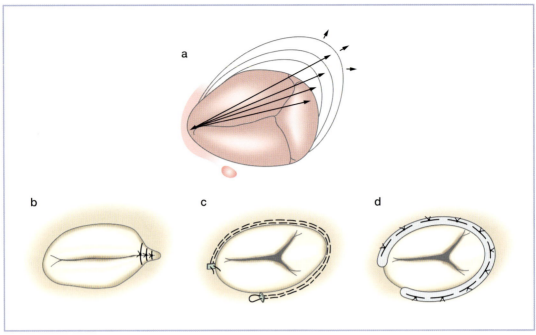

図6 TAPの3つの方法（Taramasso, M et al：J Am Coll Cardiol 2012；59：703-710から引用）
a．三尖弁輪の拡大様式，b．Kay法，c．De Vega法，d．人工弁輪縫着術．

4 手術でどのように治すのか？ －外科治療の実際を知る－

　TRに対する外科治療として，三尖弁置換術と三尖弁輪形成術 tricuspid annuloplasty（TAP）の2通りの方法があり，現在わが国ではほとんどの症例（98％）でTAPが施行されている．

　三尖弁置換術は人工弁を移植する術式である．人工弁には機械弁と生体弁の2種類があるが，これらは三尖弁専用のものではなく，僧帽弁用のものが代用される．人工弁には機械弁の血栓形成，生体弁の耐久性といった欠点があるため，可能であれば弁置換術よりもTAPのほうが望ましいのは僧帽弁の場合と同様である．よって三尖弁置換術の適応としてはリウマチ性変化や感染性心内膜炎といった弁尖そのものに病変が強い場合と，右室拡大が著明でtetheringが強いなど，弁輪縫縮では逆流の制御が困難な場合に限られる．

　人工弁の選択ではかつては生体弁が好んで用いられた．その理由として右心系は血流速度が遅く凝固形成が懸念されることと，低圧系で弁の劣化が起こりにくいことが考えられていた．しかし，最近のメタ解析によれば，いずれの弁でも生存率や再手術回避率に有意な差はみられていない．

　TAPには，縫合糸のみを用いて弁輪を直接縫縮する suture annuloplasty と人工弁輪を弁輪に縫着する ring annuloplasty の2通りの方法がある．解剖の項目で検討したように，三尖弁輪の拡大は一様ではなく，線維骨格に連続した中隔尖は比較的固定され，主に前尖と後尖方向に拡大が生じる（図6）．suture annuloplastyは，こうした拡大しやすい部分を標的とした手術法であり，縫合糸のみを用いて拡大した弁輪の一部を矯正する．suture annuloplastyには2通りの方法があり，後尖を縫い潰して二尖弁化するKay法と後尖から前尖の弁輪を1本の糸で縫縮するDe Vega法がある．本法は簡便ではあるものの，後述する ring annuloplasty に比べ，や

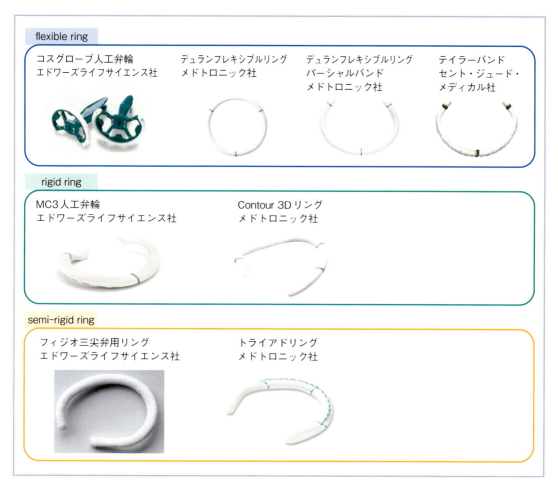

図7 各種人工弁輪

や再発率が高いと報告されている．一方，ring annuloplastyは人工弁輪を弁輪に縫着するため，弁輪の拡大を永続的に縫縮できる．人工弁輪には軟らかい素材を用いたflexible typeと硬い素材を用いたrigid typeの2種類がある（図7）．flexible ringの特徴は，軟らかく弁輪の動きにはあまり干渉しないので，弁輪運動が保持されることである．しかしその反面，弁輪が平坦に変形していても，三次元的に弁輪形態を積極的に補正することはできない．一方のrigid ringの特徴は，理想的な立体構造や前後径をとるよう三尖弁輪を積極的に矯正できることである．しかしその反面，弁輪運動は抑制され，さらに脆弱な三尖弁輪が裂け，遠隔期の弁輪脱落（detachment）が懸念される．そこで，両者の中間的な，弁輪の動きをある程度保持しつつ，立体構造を保持したsemi-rigid typeも考案されている．

5 手術にはどんな効果があるのか？ －外科治療の有効性を検討する－

左心系弁膜症の手術時に，合併した二次性TRにも外科治療を追加すれば，治療成績は改善するのだろうか？ 表3a，bにこれまでの代表的な保存治療と外科治療の比較試験の結果を列挙した[16, 21〜24]．

手術リスクに関しては，三尖弁手技に要する時間は約20分程度[16, 25]で，比較試験のすべてが

表3a 比較試験（三尖弁形成あり vs. なし）①－臨床経過－

	対象	グループ	症例数	入院死亡率(%)	遠隔期生存率(%)		
					1年	5年	10年
■無作為化比較試験							
Benedetto, 2012[16]	僧帽弁疾患	TAP	22	4.4		98.5	90.3
		non TAP	22	4.4		96.2	85.5
僧帽弁手術時に2度以下TRを認め，心エコーでの三尖弁輪径40mm以上の症例が対象．							
TAPの併施は，TR再発を抑制し，運動能を改善した．							
■プロペンシティスコア解析①							
Navia, 2012[21]	左心弁膜症	TAP	91	2.2	88	77	63
		non TAP	91	4.4	89	74	59
左心系弁膜症手術時に2度TRを認めた1,724例について，プロペンシティスコアでリスク調整して比較した．							
TAPの併施は，TR再発を抑制したが，遠隔期再手術，心不全発症，死亡では両群で差はみられなかった．							
■プロペンシティスコア解析②							
Calafiore, 2009[22]	機能性MR	TAP	51	2		74.5	
		non TAP	59	8.5		45	
機能性MR手術時に2度以上TRを認めた110例について，プロペンシティスコアでリスク調整して比較した．							
TAPの併施は，TR再発を抑制し，遠隔期死亡率，心不全発症率を改善した．							
■後ろ向き観察試験①							
Dreyfus, 2005[23]	僧帽弁形成術	TAP	148	0.7		98.5	90.3
		non TAP	163	1.8		96.2	85.5
TRの程度にかかわらず，術中計測の三尖弁輪径70mm以上で三尖弁形成を施行．							
TAPの併施は，TR再発を抑制し，遠隔期死亡率は同等だが，心不全発症率を改善した．							
■後ろ向き観察試験②							
Chikwe, 2015[24]	僧帽弁形成術	TAP	419			91%(7年)	
		non TAP	226			97%(7年)	
中等度TRまたは心エコーでの三尖弁輪径40mm以上で三尖弁形成を施行．							
多変量解析で，TAPの併施がTR再発防止と右室機能回復に有用であった．							

手術死亡率に差はないと報告している．つまり左心系弁膜症手術に三尖弁形成術を追加しても手術リスクはほとんど変わらない．TRの再発については，すべての比較試験が一致して，TAP群は明らかにTRの再発が少ないと報告している．TR再発が少ない原因として，Benedettoらの報告では，TAPを施行すると右室内腔は小さくなり，三尖弁輪径も縮小するが，こうした変化はTAPを施行していない群ではみられない[16]．DesaiらやChikweらも，TAPを施行することで，術後の右室機能の回復がみられると報告している[20, 24]．一方で，遠隔期の臨床経過に関しては，生存率に差はないとした報告が多く，機能性MRを対象とした報告でのみ遠隔期生存率が改善している[22]．Benedettoらは術後の運動能を両群で比較し[16]，TAP群の運動耐容能が高いと報告している．CalafioreらやDreyfusらは，術後の心不全回避率[22, 23]を比較し，TAP群の心不全再発率が低いと報告している．こうした比較試験の結果からは，二次性TRに対してTAPを施行することで，術後右室のリモデリングが促進され，右室機能が回復し，TRの再発は大幅に減少させることができると考えられる．

表3b 比較試験（三尖弁形成あり vs. なし）②－術後TRの推移－

	グループ	術前TR（平均値）	術後TR（平均値）	遺残TRを有する症例の占める割合（％）				
				0度	1度	2度	3度	4度
■無作為化比較試験								
Benedetto, 2012[16]	TAP	0.9	0.4	72	14	14	0	0
	non TAP	0.7	1.7	19	24	29	24	4
■プロペンシティスコア解析								
Navia, 2012[21]	TAP	2	0.7	54	29	11	6.6	0
	non TAP	2	1.5	20	26	39	14	1
Calafiore, 2009[22]	TAP	3.1	0.7	50	31	14	5	0
	non TAP	2.2	2.2	0	23	37	34	6
■後ろ向き観察試験								
Dreyfus, 2005[23]	TAP	0.9	0.4	69	28	3	0.7	0
	non TAP	0.7	2.1	5	20	41	25	9

6 どのような場合に三尖弁手術を追加するか？－手術適応を考える－

　一般に手術の適応は，治療によるリスク・ベネフィット，つまり手術に伴う危険性と，手術で得られる恩恵を比較，検討することで決定される．ここまでみてきたように，左心系弁膜症手術にTAPを追加しても，リスクはほとんど増大しない．一方で自然経過では，二次性TRは左心系手術後も遺残することが多く，この際心血管リスク増大の懸念がある．これまで二次性TRの手術介入に関するエビデンスレベルの高い報告はないが，こうした背景があることから，現在では二次性TRに対して積極的に手術介入することが推奨されている．

　では具体的にどのような症例で三尖弁手術を追加するべきなのだろうか？　これまでの報告で，遠隔期のTR増悪の危険因子として，弁輪拡大[14]，心房細動[12, 13, 15]，巨大左房[12, 13]，高齢[12, 14, 15]が挙げられている（表2）．実際のガイドラインでは，手術適応は，①TRの程度と②弁輪拡大，右心不全，肺高血圧の合併を考慮して決定される[1, 2]（表1，図1）（日本循環器学会のガイドラインについては『弁膜疾患の非薬物治療に関するガイドライン（2012年改訂版）』，p.34，表34参照）．Dreyfusらは，二次性TRに対するTAP追加の適応は，TRの程度ではなく，実測した三尖弁輪径で決定している[23]．その根拠は，TRの程度は前負荷である循環血液量や後負荷である肺血管抵抗に左右されやすく，二次性TRの病態の進行を正確には反映していないからである．彼らは外科治療群と保存的治療群を後ろ向きに比較し，弁輪拡大があり三尖弁形成を行った群のほうが，弁輪拡大がないためTAPをしていない群よりも，TRの再発は明らかに少なかったと報告している．彼らの報告以来，中等度以下のTR症例に対して弁輪拡大を手術適応に加えた比較試験が相次ぎ，いずれも手術群の良好な治療成績が報告されている[16, 24]．特にVan de Veireらは，TRの程度のみを手術適応とした群と，弁輪拡大を手術適応に加えた群とで比較を行い，後者の弁輪拡大を加えたプロトコールで治療を行ったほうが，術後の右心機能が良好に保持され，TR再発が少ないと報告している[25]．こうした背景から，現在ガイドラインではTRの逆流の程度が軽度～中等度であっても，弁輪拡大などがみられれば積極的なTAPの適応としている．

7 なぜガイドラインは二次性TRの手術適応を拡大したのか？－そしてこれからの課題－

　二次性TRの原因は，左心系弁膜症などから生じた右室の容量負荷，圧負荷であり，その病態の本質は右室リモデリングに伴う弁輪拡張と弁尖のtetheringである．原因である左心系弁膜症を外科的に治療すると，肺高血圧など後負荷は速やかに消褪するが，右室拡大や右室機能不全は改善しにくい．そのため左心系弁膜症の外科治療を単独で施行すれば10〜40％の症例でTRは遺残もしくは悪化する．その場合運動耐容能が低下し，心不全発症率や生命予後にも悪影響を及ぼすことが懸念される．

　一方で，TAPを左心系弁膜症手術時に併施することで，手術リスクを高めることなく，術後の右室機能を改善し，二次性TRを改善できることが示されている．これまでの多数の報告から得られたこうした知見を根拠に，現在ガイドラインでは弁輪拡大や右心不全を認める場合には，左心系弁膜症手術にTAPを追加することが推奨されているのである．

　現時点で課題も残されている．最大の課題は「TAPの恩恵は何か？」ということである．TRの再発予防以外にははっきりとしたものはなく，生存率は改善するのか？ 再手術は回避できるのか？ 医療コストをかけてTAPを追加するからには，臨床経過に直接影響を与えるような，より明確な恩恵が証明される必要がある．また適応についても，もっと詳細な基準が必要である．現在ガイドラインで示されている三尖弁輪径40mmという指標は，体格差が考慮されておらず，日本人には大きすぎるとの批判が多い．現行のガイドラインの後も，いくつかの重要な報告がなされており，二次性TRに対する治療戦略は，今後も引き続き考え直していく必要のある分野であるといえる．

●文献

1) Nishimura, RA et al：2014 AHA/ACC guideline for the management of patients with valvular heart disease：a report of the American College of Cardiology/American Heart Association Task Force on Practice Guidelines. J Am Coll Cardiol 2014；63：e57-e185
2) Vahanian, A et al：Guidelines on the management of valvular heart disease (version 2012). Eur Heart J 2012；33：2451-2496
3) Braunwald, NS et al：Conservative management of tricuspid regurgitation in patients undergoing mitral valve replacement. Circulation 1967；35 (4 Suppl)：I63-I69
4) King, RM et al：Surgery for tricuspid regurgitation late after mitral valve replacement. Circulation 1984；70 (3 Pt 2)：I193-I197
5) Carpentier, A et al：Surgical management of acquired tricuspid valve disease. J Thorac Cardiovasc Surg 1974；67：53-65
6) Fukuda, S et al：Three-dimensional geometry of the tricuspid annulus in healthy subjects and in patients with functional tricuspid regurgitation：a real-time, 3-dimensional echocardiographic study. Circulation 2006；114 (1 Suppl)：I492-I498
7) Fukuda, S et al：Echocardiographic insights into atrial and ventricular mechanisms of functional tricuspid regurgitation. Am Heart J 2006；152：1208-1214
8) Sagie, A et al：Determinants of functional tricuspid regurgitation in incomplete tricuspid valve closure：Doppler color flow study of 109 patients. J Am Coll Cardiol 1994；24：446-453
9) Vargas Abello, LM et al：Understanding right ventricular dysfunction and functional tricuspid regurgitation accompanying mitral valve disease. J Thorac Cardiovasc Surg 2013；145：1234-1241
10) Nath, J et al：Impact of tricuspid regurgitation on long-term survival. J Am Coll Cardiol 2004；43：405-409
11) Messika-Zeitoun, D et al：Medical and surgical outcome of tricuspid regurgitation caused by flail leaflets. J Thorac Cardiovasc Surg 2004；128：296-302
12) Kwak, JJ et al：Development of tricuspid regurgitation late after left-sided valve surgery：a single-center experience with long-term echocardiographic examinations. Am Heart J 2008；155：732-737
13) Matsuyama, K et al：Predictors of residual tricuspid regurgitation after mitral valve surgery. Ann Thorac Surg 2003；75：1826-1828
14) Goldstone, AB et al：Natural history of coexistent tricuspid regurgitation in patients with degenerative mitral valve disease：implications for future guidelines. J Thorac Cardiovasc Surg 2014；148：

2802-2809

15) Song, H et al：Factors associated with development of late significant tricuspid regurgitation after successful left-sided valve surgery. Heart 2009；95：931-936

16) Benedetto, U et al：Prophylactic tricuspid annuloplasty in patients with dilated tricuspid annulus undergoing mitral valve surgery. J Thorac Cardiovasc Surg 2012；143：632-638

17) Yilmaz, O et al：Functional tricuspid regurgitation at the time of mitral valve repair for degenerative leaflet prolapse：the case for a selective approach. J Thorac Cardiovasc Surg 2011；142：608-613

18) Ruel, M et al：Late incidence and predictors of persistent or recurrent heart failure in patients with mitral prosthetic valves. J Thorac Cardiovasc Surg 2004；128：278-283

19) Groves, PH et al：Reduced exercise capacity in patients with tricuspid regurgitation after successful mitral valve replacement for rheumatic mitral valve disease. Br Heart J 1991；66：295-301

20) Desai, RR et al：Tricuspid regurgitation and right ventricular function after mitral valve surgery with or without concomitant tricuspid valve procedure. J Thorac Cardiovasc Surg 2013；146：1126-1132

21) Navia, JL et al：Moderate tricuspid regurgitation with left-sided degenerative heart valve disease：to repair or not to repair? Ann Thorac Surg 2012；93：59-67；discussion 68-69

22) Calafiore, AM et al：Mitral valve surgery for functional mitral regurgitation：should moderate-or-more tricuspid regurgitation be treated? a propensity score analysis. Ann Thorac Surg 2009；87：698-703

23) Dreyfus, GD et al：Secondary tricuspid regurgitation or dilatation：which should be the criteria for surgical repair? Ann Thorac Surg 2005；79：127-132

24) Chikwe, J et al：Impact of concomitant tricuspid annuloplasty on tricuspid regurgitation, right ventricular function, and pulmonary artery hypertension after repair of mitral valve prolapse. J Am Coll Cardiol 2015；65：1931-1938

25) Van de Veire, NR et al：Tricuspid annuloplasty prevents right ventricular dilatation and progression of tricuspid regurgitation in patients with tricuspid annular dilatation undergoing mitral valve repair. J Thorac Cardiovasc Surg 2011；141：1431-1439

〔真鍋　晋〕

感染性心内膜炎(IE)の
The Best Treatment

IEの手術適応
−その決め手となる所見は？−

はじめに

　感染性心内膜炎 infective endocarditis（IE）はさまざまな起炎菌によって生じ，多様な合併症を伴う．比較的まれであり，重篤な転帰を伴い得る疾患であるため，手術の有用性を証明するための無作為化試験を行うのは難しい．したがって従来この領域では，観察研究が主となることが多かった．手術適応は現場の主治医に任されるので，手術をした患者と薬剤で治療した患者とでは背景は大きく異なり，結論を導き出すことが困難であった．

　近年，傾向スコア propensity score（PS）という方法を用いて，観察研究においても治療の行いやすさを調整して，その治療の有用性を検証する統計学的方法がとられるようになってきた．われわれもこの方法を用いて，本邦における多施設のデータを解析し，早期手術の有用性を示した[1]．しかし，早期手術が有用だとしても，個々の症例において具体的にどのタイミングで手術をすべきか迷うことは多い．最近IEに対する初めての無作為化試験が実施され，早期手術の有用性が確かめられた[2]（図1）．しかし，後述のようにこの試験の患者背景は一般の患者背景とは異なるという指摘もある．

　早期手術の定義としては，初回入院中で抗菌薬による治療を完了する前に実施された手術，というものが広く用いられている．早期手術はさらに，入院後24時間以内の緊急手術 emergent，入院後1週間以内の準緊急手術 urgent，注意深い経過観察を行いながら1〜2週間の抗菌薬治療を行った後に行う待機的手術 elective に分けられる[3]．

　一般に治療適応とはその治療の益と不利益を天秤にかけて決定されると考えられる（図2）．患者はいくつかのサブグループに分けられる．サブグループの性質が，益と不利益に影響を及ぼし，そのサブグループにとって最重要となる益，不利益がかわってくる．さらに，他にも益，不利益に影響を及ぼす因子が関わってくる．どのようなIEサブグループを，どのタイミングで，何を目的に手術をするか考慮することが求められる．早期手術の益のアウトカムとしては院内死亡率，6ヵ月後死亡率，1年後死亡率などの死亡率の減少（生存率の上昇）が挙げられる．塞栓症の減少も重要なアウトカムである．一方，早期手術ではIE再発や弁機能不全のリスク，手術そのもののリスクが存在する．したがって，疣腫がただ大きいというだけで早期手術を行っても予後は改善しない．

1 ガイドラインの比較

　従来IEの手術適応は，心不全，治療抵抗性感染，繰り返す塞栓症とされてきた．こうした場合には早期手術がより予後を改善するのではないかといわれてきた．最近のガイドラインでは，早期手術の有用性についてそれぞれ章を割いている[3,6]．2008年のJCSガイドラインでは早期手術という言葉は使っていないが，内科的治療中に心不全などが出現した際には手術適応

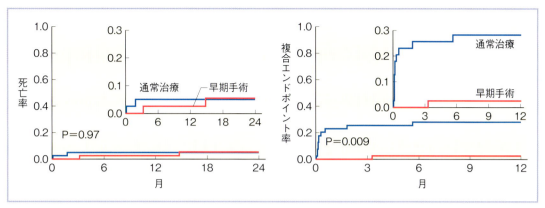

図1 IEに対する早期手術の有用性を検討したランダム化試験の結果（文献2から引用改変）

を検討するとあり，早期手術を念頭に置いていると考えられる[4]．しかし，早期手術に絞って述べているわけではないので，本稿ではAHA2015とESC2015のガイドラインについて比較することとする．本邦のガイドラインは現在改訂準備中であり，早期手術についても推奨をまとめる予定である．

表1はESC2015とAHA2015の最近の両ガイドラインをまとめたものである[3,6]．推奨を並び替えて，内容の似ているものを並置した．AHAガイドラインは自己弁IE native valve endocarditis（NVE）と人工弁IE prosthetic valve endocarditis（PVE）を分けて記載している[6]．一方ESC2015の推奨には緊急手術，準緊急手術，待機的手術の判断が記載されており[3]，臨床判断のために，より有用な情報が提供されているともいえる．

2 心不全

心不全を合併したIEは予後不良であることが報告されてきた．代表的な結果を図3に示す[5]．NYHA Ⅲ/Ⅳ度であった場合，手術をした場合の死亡率も高いが手術をしない場合の予後は極端に悪い[5]．NYHA Ⅰ/Ⅱ度はより重篤な心不全に比べれば予後はよいが，この場合も手術群のほうが予後が良い[5]．この研究での心不全の

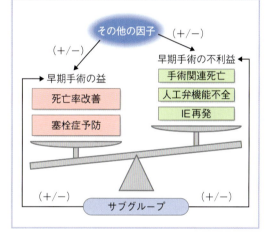

図2 早期手術の適応決定のためのシェーマ

重症度評価はDukeの基準でIEと確定診断された治療早期の時点に行われている．一旦心不全となったら，その後治療によって心不全状態が改善しても早期に手術をすべきことを示唆するともいえる．

両ガイドラインともに，心不全合併例は早期手術の適応としている（表1）．心不全合併例では手術をしなかった群の死亡率が極端に高いため，早期手術の不利益を大きく上回るからである（図4）．AHAのガイドラインではNVE，PVEともに，心不全の重症度を問わず，早期手術の適応としている[6]．ESCのガイドライン

表1 ESC2015、AHA2015ガイドラインの比較

		ESC2015			AHA2015, NVE			AHA2015, PVE		
		適応	緊急度	推奨度	エビデンスレベル	適応	推奨度	エビデンスレベル	適応	推奨度	エビデンスレベル
心不全	①大動脈弁/僧帽弁のNVE/PVEで、急性重症弁逆流、狭窄または瘻孔のために難治性の肺水腫やショックをきたした場合		緊急	I	B	①弁機能不全による心不全症状/徴候を示すIE患者には早期手術（最初の入院中の、抗菌薬治療が完了する前の手術）が適応となる	I	B	①人工弁裂開、心内瘻、人工弁機能不全に由来する心不全症状/徴候をきたした患者には早期手術が適応となる	I	B
	②大動脈弁/僧帽弁のNVE/PVEで、重症弁逆流、狭窄のために心不全症状を呈するか、不安定な血行動態のエコー所見が認められる場合		準緊急	I	B						
	③コントロールできない局所感染（膿瘍、仮性動脈瘤、瘻、増大する疣腫）		準緊急	I	B	②房室ブロック、弁輪/大動脈膿瘍、破壊性穿通病変を合併したIE患者には早期手術が適応となる	I	B	②房室ブロック、弁輪/大動脈膿瘍、破壊性穿通病変が IEに合併したら早期手術が適応となる	I	B
	④真菌や多剤耐性菌による感染		準緊急/待機的	I	C	③真菌や高度耐性菌（バンコマイシン耐性腸球菌、多剤耐性グラム陰性桿菌など）によるIE患者には特に早期手術を検討すべきである	I	B	③真菌や高度耐性菌によるPVE患者には早期手術が適応となる	I	B
抵抗性感染	⑤ブドウ球菌や非HACEKグラム陰性桿菌によるPVE		準緊急/待機的	IIa	C						
	⑥適切な抗菌薬使用下で感染転移病巣に対する治療やにもかかわらず菌血症が持続する場合		準緊急	IIa	B	④他の場所の感染を除外したうえで、適切な抗菌薬開始後5〜7日間を超えても血液培養陽性のような持続性感染が認められる場合には、早期手術が適応となる	I	B	④他の場所の感染を除外したうえで適切な抗菌薬を5〜7日間投与したにもかかわらず菌血症が持続した患者には早期手術が行われるべきである	I	B
塞栓症予防	⑦10mmより大きな疣腫が残存する大動脈弁/僧帽弁のNVE/PVEで、適切な抗菌薬治療後も1度以上の塞栓イベントが生じた場合		準緊急	I	B	⑤適切な抗菌薬開始後も疣腫が残存または増大する患者には早期手術が妥当である	IIa	B	⑤適切な抗菌薬治療を繰り返し、塞栓症を繰り返すPVE患者には早期手術が妥当である	IIa	B
	⑧10mmより大きな疣腫があり、重症弁狭窄/逆流を有する大動脈弁/僧帽弁NVEで手術リスクの低い場合		準緊急	IIa	B	⑥10mmより大きな可動性のある疣腫のある重症弁逆流を伴う患者には早期手術が妥当である	IIa	B			
	⑨30mmを超える単独の巨大疣腫を有する大動脈弁/僧帽弁NVE/PVE		準緊急	IIa	B						
	⑩他に手術適応をもたない大動脈弁/僧帽弁のNVE/PVEで、15mmを超えるような単独疣腫を有する場合		準緊急	IIb	C	⑦10mmを超える可動性の疣腫を有する患者で、特に僧帽弁前尖が関与し、他の相対的手術適応のあるような患者では早期手術を検討してもよいかもしれない	IIb	C	⑥10mmを超える可動性の疣腫を有する患者には早期手術を考慮してもよいかもしれない	IIb	C
その他									⑦再発生のPVE患者には早期手術が妥当である	IIa	C

NVE：自己弁心内膜炎，PVE：人工弁心内膜炎

では肺水腫，ショック（NYHA Ⅲ/Ⅳ度）を緊急手術，うっ血所見（NYHA Ⅰ/Ⅱ度）を準緊急手術の適応としており[3)]，これは臨床的な感覚にも合致する（図4）．症状がはっきりしなくとも心エコーによる評価で血行動態が不安定で心不全といえる場合も臨床的心不全と同様に扱うべきとされている[3)]．

3 抵抗性感染

抵抗性感染が予測され早期手術の適応となるものとしては，弁周囲病変，瘻，ブロックなどの局所の合併症が挙げられる（表1）．これらを合併した場合の予後は極端に悪く，心不全合併例と同様の論理で早期手術適応となる．

真菌や多剤耐性菌は局所の合併症に結びつきやすい．このため早期手術適応とされている．準緊急手術または待機的手術となっているのは，局所の合併症や血行動態的な破綻が生じていない例においては時間的余裕があるからであろう．

どちらのガイドラインにおいても，本文中で抗菌薬投与後にも血液培養を継続することが推奨されている[3, 6)]．このことによって，持続性の菌血症を診断することができる．どちらのガイドラインでも心筋感染では早期手術を推奨している．AHAのガイドラインでは持続性感染を抗菌薬開始後5〜7日と日数を具体的に挙げており，わかりやすいが，この日数は恣意的なものである．抗菌薬開始後48〜72時間後に血液培養陽性であった場合でも予後が悪い（死亡率が2倍）という報告もある[7)]．この報告では持続的菌血症には弁周囲膿瘍やブロック，腎機能障害，ショックの合併が多かった[7)]．こうした報告を反映し，ESCのガイドラインで持続性菌血症の日数を区切らず，持続性の菌血症に対しては準緊急手術を推奨している（表1）[3)]．

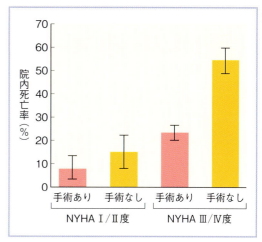

図3 心不全合併例の予後（文献5から引用改変）

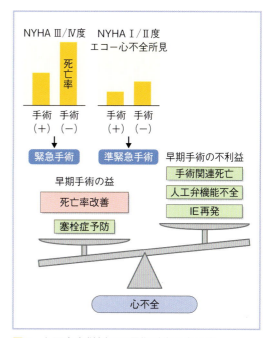

図4 心不全合併例での早期手術の考え方

4 塞栓症予防

塞栓症予防も早期手術の重要な益のアウトカムである．塞栓症，特に脳塞栓症は直接命に関わらなかったとしても，患者の日常生活動作 activities of daily living（ADL）を大きく悪化さ

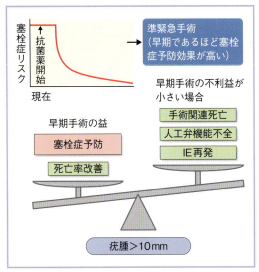

図5 10mmより大きな疣腫例での塞栓症のリスクと早期手術の考え方

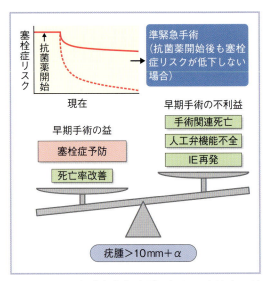

図6 10mmより大きな疣腫に加えて塞栓症のリスクが低下しない場合の早期手術の考え方

せる．塞栓症予防意義は死亡率軽減とは異なる性質をもっている．一般的には適切な抗菌薬を使用すると塞栓症のリスクも低下する[8]．通常，塞栓症予防効果を最大限に得るためにはできるだけ早く手術をしなければならないが，緊急手術，準緊急手術に伴うリスクもある．一般に，10mm以上の大きな疣腫，可動性のある疣腫では塞栓症のリスクが高いといわれている．僧帽弁前尖に付着した疣腫も塞栓のリスクが高いが，これは僧帽弁前尖が1心拍に2回大きく動くためといわれている．

最近早期手術の有用性を示すためのランダム化試験の結果がKangらによって報告された[2]．10mm以上の大きな疣腫を有し，重症弁膜症を合併した例に対して，2日以内の早期手術の有用性が検討された．通常治療群でも大半は入院中に手術が行われているので，準緊急手術の有用性を検討したものともいえる．緊急/準緊急手術の適応となる心不全例は除外されていた．早期手術で総死亡に差はなかったが，複合エンドポイントの有意な減少が認められた（図1）．複合エンドポイントは総死亡，塞栓イベント，IEの再発，心不全による再入院であったが，その差のほとんどは塞栓症イベントによるものであった．図1の右側の図でわかるように両群には早期に差が生じており，早期の塞栓症が予防された結果ともいえる．この試験の対象患者は平均年齢が40歳代と若く，黄色ブドウ球菌の比率は少なく，手術リスクが低い例が多かった．リスクが低い例が多いためか，早期手術のリスクとして挙げられているIE再発に差はなかった．これらの結果を一般化するのは困難であるとの指摘もある[6]．しかしこのような低リスク患者群に限っては，塞栓症予防のための準緊急手術の効果が確かめられたといえる．

ESCのガイドライン（表1⑧）でもAHAのガイドライン（表1⑥）もその内容は，Kangらの研究の組み込み基準とほとんど同じである（表1）[3,6]．ESCでは準緊急手術の適応としている．塞栓リスクの高い10mm以上の疣腫で，手術リスクが低い場合には，塞栓症予防効果を最大限に上げるために準緊急手術が推奨される（図5）．PVEにおいては手術リスクがNVEよりも高いため，この推奨からは除かれている．

抗菌薬投与開始後も塞栓症リスクが低下しない群がいくつか知られている．30mmより大き

な巨大疣腫が，抗菌薬投与後1週間しても縮小しない場合には塞栓症のリスクは下がらない[8]．また，適切な抗菌薬開始後も塞栓イベントを繰り返す場合にはその後も塞栓イベントのリスクも高いと考えられる．これらの場合は抗菌薬投与後も塞栓症リスクが低減しないため手術適応と考えられる（図6）．どちらのガイドラインにおいても早期手術の適応としており，ESCのガイドラインでは準緊急手術を推奨している（表1）．

5 PVE

PVEに対する手術はリスクが高いこともあり，早期手術のエビデンスは証明することが困難であった[1]．しかし，PSを用いた研究で，従来の手術適応で手術になりやすい症例に早期手術を行うと，院内死亡率，1年死亡率が改善するという結果が報告されている[9]．ガイドラインにおいても，従来の手術適応（心不全，抵抗性感染，繰り返す塞栓症）に準ずる形で推奨がなされている（表1）．PVEであっても抗菌薬で治癒することがあり，まずは抗菌薬治療を行うべきとされてきたが，AHAのガイドラインでは再発例を手術適応として挙げている（表1）[6]．

●文献

1) Ohara, T et al：Clinical predictors of in-hospital death and early surgery for infective endocarditis：results of CArdiac Disease REgistration (CADRE), a nation-wide survey in Japan. Int J Cardiol 2013；167：2688-2694
2) Kang, DH et al：Early surgery versus conventional treatment for infective endocarditis. N Engl J Med 2012；366：2466-2473
3) Habib, G et al：2015 ESC Guidelines for the management of infective endocarditis：The Task Force for the Management of Infective Endocarditis of the European Society of Cardiology (ESC). Endorsed by：European Association for Cardio-Thoracic Surgery(EACTS), the European Association of Nuclear Medicine (EANM). Eur Heart J 2015；36：3075-3128
4) 日本循環器学会．循環器病ガイドラインシリーズ2008年版：感染性心内膜炎の予防と治療に関するガイドライン（2008年改訂版）http://www.j-circ.or.jp/guideline/pdf/JCS2008_miyatake_h.pdf（2015年12月閲覧）
5) Kiefer, T et al：Association between valvular surgery and mortality among patients with infective endocarditis complicated by heart failure. JAMA 2011；306：2239-2247
6) Baddour, LM et al：Infective Endocarditis in Adults：Diagnosis, Antimicrobial Therapy, and Management of Complications：A Scientific Statement for Healthcare Professionals From the American Heart Association. Circulation 2015；132：1435-1486
7) López, J et al：Prognostic role of persistent positive blood cultures after initiation of antibiotic therapy in left-sided infective endocarditis. Eur Heart J 2013；34：1749-1754
8) Garcia-Cabrera, E et al：Neurological complications of infective endocarditis：risk factors, outcome, and impact of cardiac surgery：a multicenter observational study. Circulation 2013；127：2272-2284
9) Lalani, T et al：In-hospital and 1-year mortality in patients undergoing early surgery for prosthetic valve endocarditis. JAMA Intern Med 2013；173：1495-1504

（大原 貴裕・中谷 敏）

IEの外科治療

はじめに

2015年に欧州心臓病学会European Society of Cardiology（ESC）[1]とアメリカ心臓協会American Heart Association（AHA）[2]の感染性心内膜炎infective endocarditis（IE）治療に関するガイドラインが，それぞれ6年，10年ぶりに改訂された．IEに対する早期手術の成績向上に伴い，手術適応とタイミングを迅速かつ適切に決定することがますます重要になってきたことから，今回の改訂ではmulti-speciality teamいわゆる"endocarditis team"による集学的アプローチの重要性が強調されている．

1 IE治療にはチームアプローチが何より重要

前述のように，いずれのガイドラインでも今回特に強調されているのは，各種専門家からなる"endocarditis team"による治療の重要性である．IEは単一の疾患ではなく，基礎となる心疾患，病原菌，合併症や患者背景によってさまざまな病態を呈するため，その治療には，循環器内科，心臓外科，感染症科，神経内科などの専門知識が必要なことや，内科治療中に半数の患者がなんらかの理由で手術が必要になることから，心臓外科医が早期から治療にかかわるべきというのがその理由である．IEに対するチーム医療を標準化することで，1年死亡率が18.5％から8.2％に減少したという報告もあり[3]，2014年の弁膜症治療に関するAHA/ACC（/アメリカ心臓病学会American College of Cardiology）ガイドライン[4]では，IEに対する外科手術のタイミングはendocarditis teamによって決定されるべきであるということが，Class Iで推奨されている．

2 IEに対する手術のリスク評価にはSTS-IEスコアが有用（図1）

IEの外科治療については，病態の性格上ランダム化比較試験が困難であり，一般化した議論がしにくい．よって実際の治療ではガイドラインを参考にしながらも，病態や合併症の有無により，個別に方針を決定することになる．そのため手術リスクを事前に正しく評価する必要があるが，従来のEuroSCORE IIなどでは，多様な病態を呈するIEの手術リスクを十分に評価することが困難であった．

これに対してIEに特化したSTS（The Society of Thoracic Surgeons）-IEスコアが近年提唱された[5]．Chuらは，IEに関する国際共同研究International Collaboration on Endocarditis（ICE）を用いて手術実施に影響する因子や予後との関係を検討し，STS-IEスコアの有用性を報告している．それによれば手術適応とされた左心系IE患者863例のうち実際に手術を受けたのは76％であり，手術実施に関連した因子は重度大動脈弁閉鎖不全症，膿瘍，外科治療前の塞栓，他病院からの搬送で，手術非実施の因子は，中等度/重度肝疾患の既往，手術判断前の脳卒中，黄色ブドウ球菌感染であった．

手術適応とされた患者において，手術実施群は非実施群より6ヵ月生存率が高く，STS-IE

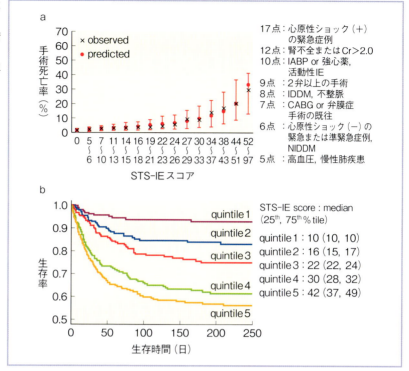

図1 STS-IEスコアによるリスク評価
a. STS-IEスコアによる手術死亡率（文献5から引用改変）．
b. STS-IEスコア別の長期生存率（文献6から引用改変）．

スコアは手術死亡だけでなく6ヵ月死亡にも関連し，長期予後予測にも有益であったと報告している[6]．これらのことから，新ガイドラインではSTS-IEスコアを用いた手術リスク評価が推奨されている．

3 日本循環器学会ガイドラインにおけるIEの手術適応

一般的に「うっ血性心不全」「抵抗性感染」「感染性塞栓症」のいずれかが認められれば，手術適応とそのタイミングを検討する．2008年の日本循環器学会ガイドラインによれば，手術適応のClass I推奨として，① 弁機能障害による心不全の発現，② 肺高血圧を伴う急性弁逆流，③ 真菌や高度耐性菌による感染，④ 弁輪膿瘍や仮性大動脈瘤形成および房室伝導障害の出現，⑤ 抗菌薬治療開始後7〜10日以上持続ないし再発する感染症状が挙げられている．

さらにClass IIaとして，可動性のある10mm以上の疣腫の増大傾向，あるいは塞栓症発症後も可動性のある10mm以上の疣腫が観察される場合に，外科治療が推奨されている．

4 欧米の新ガイドラインの変更点

a. ESCガイドラインでは，適応があれば準緊急手術を推奨（表1）

ESCガイドラインでは，前述の「うっ血性心不全」「抵抗性感染」「感染性塞栓症」の項目に沿って手術の適応とタイミングが記載されている．2015，2009年の新旧ガイドラインいずれにおいても，手術タイミングは24時間以内のemergency（緊急），数日以内のurgent（準緊急），少なくとも1〜2週間の抗菌薬治療後に行うelective（待機）に分けて議論されているが，新ガイドラインでは自己弁感染native valve endocarditis（NVE），人工弁感染prosthetic valve endocarditis（PVE）の区別がなくなり，より単純化された．

表1 2015 ESC IEガイドラインにおける左心系IEの手術適応

適応条件	タイミング	Class	LOE
▶うっ血性心不全			
● 急性の重度弁逆流，狭窄，瘻孔などによって治療抵抗性の肺水腫，心原性ショックを呈するNVEあるいはPVE	緊急	I	B
● 重度弁逆流，狭窄によって心不全症状を呈するか，エコー上血行動態の代償不全所見を認めるNVEあるいはPVE	準緊急	I	B
▶抵抗性感染			
● 治療抵抗性の局所感染（膿瘍，仮性瘤，瘻孔，増大する疣腫）	準緊急	I	B
● 真菌または多剤耐性菌による感染	準緊急・待機	I	C
● 適切な抗菌薬治療によって他の感染巣が制御されているのにもかかわらず遷延する血液培養陽性所見	準緊急	IIa	B
● ブドウ球菌あるいはHACEK以外のグラム陰性菌によるPVE	準緊急・待機	IIa	C
▶感染性塞栓症			
● 適切な抗菌薬治療にもかかわらず10mm以上の疣腫が継続的に存在し，1回以上の塞栓症を認めるNVEあるいはPVE	準緊急	I	B
● 重度弁逆流か狭窄があり，手術リスクが少ない症例で，10mm以上の疣腫を認めるNVE	準緊急	IIa	B
● 30mm以上の疣腫を認めるNVEあるいはPVE	準緊急	IIa	B
● 15mm以上の疣腫を認めるNVEあるいはPVE	準緊急	IIb	C

緊急手術：24時間以内，準緊急手術：数日以内，待機手術：抗菌薬治療後1〜2週間，LOE：level of evidence

　項目別にみると，「うっ血性心不全」に関しては，新旧いずれも病態に応じた緊急・準緊急手術がClass I推奨であることに変わりはないが，「抵抗性感染」の項目で1ヵ所変更点がある．これまでは発熱と血液培養陽性が7〜10日以上持続する場合に手術が推奨されていたが，新ガイドラインでは適切な抗菌薬治療開始後も血液培養陽性が2〜3日続けば，1週間以上待つ必要はなく準緊急手術がClass IIa推奨で適応となった．さらに「感染性塞栓症」の項目では2点適応推奨が追加された．これまでは10〜15mmの疣腫については，適切な抗菌薬治療を行っても塞栓症を繰り返すか，他の合併症（心不全，抵抗性感染，膿瘍）を有する場合に手術適応（Class I）とされていた．しかし，新ガイドラインではそれらの項目を満たさなくても，重度の弁逆流や狭窄があり，手術リスクが低いNVEに対して準緊急手術がClass IIa推奨となった．さらに30mm以上の巨大疣腫は，脳合併症のリスクが高く，それだけで準緊急手術が推奨されている（Class IIa）．塞栓症の多くは抗菌薬治療開始から1〜2週間以内に発症することから，塞栓予防のため手術適応と判断すれば，遅滞なく準緊急的に手術を施行すべきとされている．

　また，脳出血を発症した患者の手術は4週間待機するのがClass I推奨であったが，2週間以内に手術しても中枢神経合併症悪化のリスクは増加しないという近年の研究などから，新ガイドラインではClass IIaに格下げされた．

b. AHAガイドラインは準緊急手術に対してはやや慎重（表2）

　IEに対する治療については，新AHAガイドラインでは2014年に8年ぶりに改訂された弁膜症治療に関するAHA/ACCガイドラインをほぼ踏襲している．まず強調されているのは，前述のように弁膜症チームによる集学的治療の重

要性である．手術適応については旧ガイドラインと大きな変更はないが，近年の早期手術の傾向から，今回の改訂では手術のタイミングにも言及した内容となっている．

個々の内容をみていくと，「うっ血性心不全」に対してはESCガイドライン同様ClassⅠ推奨であるが，「抵抗性感染」「感染性塞栓症」の項目については，やや控えめな表現になっている．特に手術時期について，ESCガイドラインでは数日以内の準緊急手術がほとんどの場合に推奨されているが，AHAガイドラインではそこまで踏み込んだ表現はされておらず，early surgery（初回入院中で所定の抗菌薬治療が終了する前の早期手術）という語句がそれぞれの文章に追加されたのみである．

細かくみると，「抵抗性感染」については，適切な抗菌薬治療開始後も5〜7日以上持続する菌血症または発熱を認め，他の感染源が否定できる場合に早期手術がClassⅠ推奨となっており，血液培養陽性が2〜3日続けば待機不要としている新ESCガイドラインと異なる．

抗菌薬治療が適切であれば通常は48時間以内に血液培養は陰性化し，48〜72時間継続する血液培養陽性は病院死亡の独立危険因子であるという研究[7]が，ESCガイドラインでは待機不要としている根拠の1つとなっている．AHAガイドラインではMRSAなど一部の菌では陰性化に1週間程度かかることがあることから，準緊急手術についてはやや慎重な姿勢をとっているようにみえる．

「感染性塞栓症」については，適切な抗菌薬治療にもかかわらず，塞栓を繰り返し，かつ疣腫が減退しない場合，早期手術がClassⅡa推奨となっている．それでは塞栓症のない症例に対する予防的手術の適応はどうであろうか．

塞栓予防のための早期手術の有用性を示す論文の一つに，Kangらの研究がある[8]．筆者らは重度弁逆流を有する左心系IE患者で，心不全はないが10mm以上の疣腫を認める76例を48時間以内の早期手術群と従来治療群（4週間以上の

表2 2015 AHA IEガイドラインにおける左心系NVEの早期手術の適応

適応条件	Class	LOE
▶うっ血性心不全		
● 弁機能不全による心不全症状・所見	Ⅰ	B
▶抵抗性感染		
● 伝導ブロック，弁輪・大動脈膿瘍や瘻孔などの組織破壊所見	Ⅰ	B
● 真菌あるいは高度耐性菌によるIE	Ⅰ	B
● 他の感染源を除外しても，適切な抗菌薬治療開始後5〜7日以上持続する発熱または血液培養陽性所見	Ⅰ	B
▶感染性塞栓症		
● 適切な抗菌薬治療にもかかわらず塞栓を繰り返し，疣腫が消褪しない，または増大傾向にある	Ⅱa	B
● 塞栓の有無にかかわらず重度弁逆流があり，10mm以上の可動性疣腫を認める	Ⅱa	B
● 塞栓の有無にかかわらず僧帽弁前尖に10mm以上の可動性疣腫があり，他の相対的手術適応が存在する	Ⅱc	C

LOE：level of evidence

抗菌薬治療）に無作為に振り分けてその成績を比較検討した．それによると，一次エンドポイントである6ヵ月後の総死亡＋塞栓イベント発生率は早期手術群が従来治療群に比べて有意に低く（3％ vs 23％），早期手術によって塞栓イベントが抑制される結果となった．この研究はIEの外科治療に関する唯一のランダム化研究でその意味は大きく，ESCガイドラインにおいて10mm以上の疣腫かつ重度弁機能障害があり，手術リスクが低ければ，塞栓の有無にかかわらず準緊急手術がClassⅡaで推奨された根拠の1つとなっている．2014年AHA/ACC弁膜症治療ガイドラインでは10mm以上の可動性疣腫が存在する場合，塞栓の有無にかかわらず手術適応とすることに対する推奨度はClassⅡbにとどまっていた．しかし，2015年AHA IEガイドラインではやや進んだ表現となっており，10mm以上の可動性疣腫かつ重度弁逆流は早期手術のClassⅡa，特に僧帽弁前尖の可動性疣腫は他の

表3 2011 STSガイドラインにおける 大動脈弁IE・僧帽弁IEに対する手術方法の選択

		Class	LOE
大動脈弁IE	▶NVE		
	● 感染が弁尖または弁輪に限局している症例に対する，機械弁またはステント付生体弁による弁置換は理にかなっている．人工弁の選択は年齢，余命，合併症，抗凝固療法が遵守できるかによって決定すべきである	Ⅱa	B
	● 感染が弁尖または弁輪に限局している症例に対して，ホモグラフトの使用を考慮してもよい	Ⅱb	B
	▶弁輪膿瘍を伴うNVE		
	● 弁輪膿瘍を有する症例では，徹底的な郭清後に健常でしっかりした組織に人工弁が縫着可能であれば，機械弁またはステント付生体弁による弁置換は理にかなっている	Ⅱa	B
	● 弁輪膿瘍があり，弁輪または大動脈壁の破壊が高度で基部置換が必要な症例，あるいは大動脈と左室の連続性が高度に破壊されている症例に対するホモグラフトの使用はおそらく理にかなっている	Ⅱb	B
	▶PVE		
	● 基部膿瘍や弁輪破壊を伴わず，感染が人工弁に限局している症例に対する，機械弁またはステント付生体弁による弁置換は理にかなっている	Ⅱa	B
	● 弁輪膿瘍を有するか大動脈と左室の連続性が高度に破壊されている症例，あるいは弁輪を含む組織破壊が高度で基部置換が必要な症例に対する，ホモグラフトの使用は有益になりうる	Ⅱa	B
僧帽弁IE	▶NVE		
	● 技術的に可能ならNVEに対しては僧帽弁形成が勧められる	Ⅰ	B
	● 年齢，余命，合併症が適切に考慮されれば，機械弁またはステント付生体弁による弁置換は有用になりうる	Ⅱa	B
	2. PVE		
	● 機械弁またはステント付生体弁による弁置換を考慮してもよい．人工弁の選択は年齢，余命，合併症などよって決定すべきである	Ⅱb	c

LOE：level of evidence

相対的適応も鑑みて手術を考慮してもよい（Class Ⅱb）となっている．

5 IEに対する手術方法（表3）

IEに対する手術については，2011年にSTSからガイドラインが出されている[9]．

a. 弁形成 vs 弁置換

活動性IEに対する外科治療については，特に僧帽弁では人工弁置換術より弁形成術のほうが，手術死亡率，遠隔死亡率，合併症発生率において優れていることが多くの臨床研究から示されており，可能であれば弁形成術が推奨されている（Class Ⅰ）．また，大動脈弁位のIEに対しても，弁形成の良好な成績が一部の施設から報告されている．それらの成績は施設や術者の経験，感染の進展程度によって差があることから，おのおのの施設の経験と個々の患者の病態に合わせて治療法を選択すべきである．

b. 弁形成と弁置換で再感染率に差があるか？

僧帽弁形成術後のIE発生率は0.03～0.07％/patient year，10年以内のIE発生率は1％前後という報告が多く，弁置換術後の人工弁感染の発生率3～4％/5年と比較すると明らかに少ない．

また，僧帽弁NVEに対する弁形成と弁置換後の再感染率については，30日以内の早期感染率（形成0.5％ vs置換1.2％）に差はないものの，それ以降の後期感染率では形成1.8％に対して置換7.3％と弁置換が有意に（P＝0.0013）再

感染率が高いというメタ解析研究が報告されている[10]．人工物が少ない弁形成のほうが非IE症例，IE症例いずれにおいても感染率が低いのは確かなようである．

IEに対して弁形成を行う際の人工弁輪使用の是非については，一定の見解はない．Gillinovらによれば，Cleveland Clinicにおける僧帽弁形成術後に発生した22例のIE症例の検討では，人工弁輪の感染は4例にすぎなかった[11]．筆者らは最終的にほとんどの症例で僧帽弁逆流再発に対して再手術が必要になったが，感染（疣腫）が弁尖に限局していた症例では，NVEに準じた抗菌薬治療によって感染を十分に制御してから予定手術を行うことが可能であったと報告している．これらのことからも，IEに対する弁形成は，人工弁輪の有無にかかわらず，再感染予防さらには感染の制御が容易になるという点からも有用であると考えられる．

c. 人工弁の種類によって差があるのか？

IEに対する人工弁置換術において，機械弁と異種生体弁のどちらを選択するかについては，ガイドラインでは明文化されておらず，個々の患者に合わせて判断するとなっている．41件の臨床研究に対するメタ解析によれば，人工弁置換後の再感染率は機械弁3〜9％に対し生体弁が7〜29％と高い傾向にあり，半数の研究で機械弁のほうが再感染率と生存率の点において生体弁より優れていたと報告している[12]．しかしながら，これらの研究の多くは患者背景が異なっており，よりリスクの高い症例に生体弁が使用される傾向にあった．再感染リスクを多変量解析したところ，年齢と静脈麻薬使用／HIV感染が独立危険因子であり，人工弁の種類は関与しなかったという報告もある[13]．結局は個々の患者の年齢や合併症，ワルファリン内服のリスク（脳出血の有無）などを考慮して，人工弁の選択をすることが推奨されている．

また，大動脈弁位においては，弁輪に感染が波及している場合は，より人工物が少なく，基部置換が可能なホモグラフトが欧米では使用されることが多く，STSガイドラインにおける推奨度はNVEでClass Ⅱb，PVEでClass Ⅱaとなっている[9]．ホモグラフトの再感染率は通常の人工弁より有意に低いという報告がある一方，感染組織の完全な除去とパッチなどによる弁輪の再建をきちんと行えば，遠隔生存率や再感染を含む弁関連合併症において，両者に差はないとの報告もある[14]．また大動脈弁位IEに対するホモグラフトによる大動脈基部置換術112例の（平均7.8年，最長24年）の長期成績の検討では，再感染率は5.3％と低いが，再手術回避率は10年86.3％，15年47.3％と，特に若年者において10年以降の構造的劣化 structural valve degeneration（SVD）が多く，若年者における耐久性と石灰化が問題となるようである[15]．実際の臨床現場ではホモグラフトの入手は困難で，フリースタイル弁などのステントレス生体弁を使用することが多いが，その長期成績はホモグラフトと同等あるいはそれ以上との報告も多い[16]．ステントレス生体弁は弁輪破壊の強い，基部置換が必要な症例に対して有用な選択肢になりうると考えられる．

d. 弁輪膿瘍への対応（図2）

弁輪膿瘍に対する外科治療の要点は，膿瘍腔のドレナージ，感染組織の完全な除去，破壊弁輪と周辺組織の再建であり，弁置換においては人工弁の選択よりむしろ上記3つがしっかりできているかどうかが，成績向上のために重要である．

弁輪再建方法としては，感染が比較的弁輪に限局していれば，感染組織を切除掻爬した後，膿瘍腔を直接閉鎖するか，自己心膜あるいは異種心膜パッチによって弁輪を再建する．弁輪破壊が強く再建が困難な場合は，大動脈弁位であれば，基部置換を行う必要がある．

前述のように組織追従性のよいホモグラフトは出血などのリスクが低く，欧米では第一選択となることが多いが，前述のように通常の人工

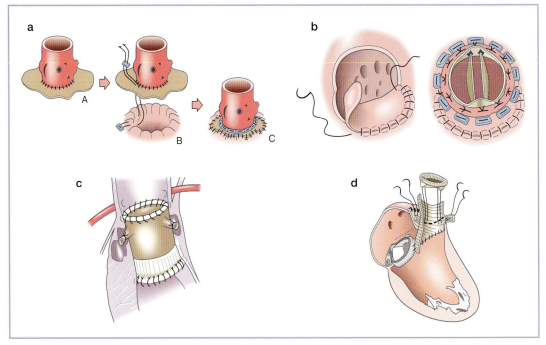

図2 弁輪膿瘍に対する手術手技(文献17, 19から引用改変)
a. ステントレス弁に心膜スカートを縫着して大動脈基部を再建する方法.
b. 僧帽弁輪をパッチ再建した後,機械弁にて弁置換.
c. ステントレス弁を左室流出路内に留置して左室心筋の膿瘍腔を閉鎖する方法.
d. Manouguian法による線維骨格再建を伴う二弁置換.

弁と人工血管によるコンポジットグラフトの長期成績はホモグラフトと同等という報告もあり,手術手技上の利点以外にホモグラフトの明らかな優位性は証明されていない.またステントレス弁による基部置換はハンドリングに優れ,組織追従性がよいというホモグラフトの利点をある程度有しているので,弁輪破壊の進んだ症例には有用である.ステントレス弁に心膜スカートを介在させることにより出血合併症をさらに予防する試みもされている[17].自己肺動脈弁によって大動脈弁基部置換を行うRoss手術は,抗感染性,抗血栓性,優れた耐久性と血行動態から,その有用性が報告されているが,手技的難易度が高く,その適応は限定されている.

大動脈弁輪膿瘍が線維骨格まで進展している場合は,感染したaorto-mitral curtainを切除し,Manouguian法に準じたパッチ再建および二弁置換術が古くから行われ,良好な成績が報告されている.Hassanらは大動脈斜切開から左房天井に切り込む通常のManouguian法では,僧帽弁後尖弁輪の視野が不十分な場合があることから,さらにその切開を心房中隔から右房自由壁まで延長し,3枚のパッチで再建する方法を提唱している[18].

感染が左室流出路方向に進展した場合は,三角形あるいはチューブ型にトリミングしたパッチを左室流出路の健常組織に縫着して流出路再建を行う.Guihaireらは,このような症例に対して,フリースタイル弁をfull-rootのまま大動脈弁輪を越えて,さらに左室流出路をカバーするように縫着する方法を提唱している[19].

おわりに

IEは今なお死亡率が高く,重篤な合併症が

高率に発症する治療困難な疾患である．手術は感染の進展度によって内容が大きく異なり，実際に開けてみないとわからないことが多い．「まず感染組織を全部取って，それからどう再建するか考えろ」とはよくいわれるが，心臓手術の中でも最も難度の高いものの一つであり，まさに外科医の力量が問われる手術である．さらに手術だけでなく，術前画像診断，抗菌薬治療，臓器障害に対する内科治療，手術の適応とタイミングの判断など，すべてが迅速かつ適切に行われて初めて救命が可能になる．ガイドラインで強調されているように，個々の患者に対して内科外科の垣根を越えてハートチームとして治療にあたることが何よりも重要である．

● 文献

1) Habib, G et al：2015 ESC Guidelines for the management of infective endocarditis：The Task Force for the Management of Infective Endocarditis of the European Society of Cardiology(ESC). Endorsed by：European Association for Cardio-Thoracic Surgery(EACTS), the European Association of Nuclear Medicine (EANM). Eur Heart J 2015；36：3075-3128
2) Baddour, LM et al：Infective endocarditis in adults：diagnosis, antimicrobial therapy, and management of complications：a scientific statement for healthcare professionals from the American Heart Association. Circulation 2015；132：1435-1486
3) Botelho-Nevers, E et al：Dramatic reduction in infective endocarditis-related mortality with a management-based approach. Arch Intern Med 2009；169：1290-1298
4) Nishimura, RA et al：2014 AHA/ACC guideline for the management of patients with valvular heart disease：executive summary：a report of the American College of Cardiology/American Heart Association Task Force on Practice Guidelines. J Am Coll Cardiol 2014；63：2438-2488
5) Gaca, JG et al：Outcomes for endocarditis surgery in North America：a simplified risk scoring system. J Thorac Cardiovasc Surg 2011；141：98-106.e1-2
6) Chu, VH et al：Association between surgical indications, operative risk, and clinical outcome in infective endocarditis：a prospective study from the International Collaboration on Endocarditis. Circulation 2015；131：131-140
7) López, J et al：Prognostic role of persistent positive blood cultures after initiation of antibiotic therapy in left-sided infective endocarditis. Eur Heart J 2013；34：1749-1754
8) Kang, DH et al：Early surgery versus conventional treatment for infective endocarditis. N Engl J Med 2012；366：2466-2473
9) Byrne, JG et al：Surgical management of endocarditis：the society of thoracic surgeons clinical practice guideline. Ann Thorac Surg 2011；91：2012-2019
10) Feringa, HH et al：Mitral valve repair and replacement in endocarditis：a systematic review of literature. Ann Thorac Surg 2007；83：564-570
11) Gillinov, AM et al：Endocarditis after mitral valve repair. Ann Thorac Surg 2002；73：1813-1816
12) Newton, S et al：What type of valve replacement should be used in patients with endocarditis? Interact Cardiovasc Thorac Surg 2010；11：784-788
13) Fedoruk, LM et al：Predictors of recurrence and reoperation for prosthetic valve endocarditis after valve replacement surgery for native valve endocarditis. J Thorac Cardiovasc Surg 2009；137：326-333
14) Kim, JB et al：Are homografts superior to conventional prosthetic valves in the setting of infective endocarditis involving the aortic valve? J Thorac Cardiovasc Surg 2016；151：1239-1246, 1248.e1-2
15) Solari, S et al：Over 20 years experience with aortic homograft in aortic valve replacement during acute infective endocarditis. Eur J Cardiothorac Surg 2016[Epub ahead of print]
16) El-Hamamsy, I et al：Late outcomes following freestyle versus homograft aortic root replacement：results from a prospective randomized trial. J Am Coll Cardiol 2010；55：368-376
17) Doi, K et al：A novel technique of aortic root reconstruction for extensive endocarditis：the pericardial skirt technique. Ann Thorac Surg 2014；98：1121-1123
18) Hassan, M et al：En bloc aortic and mitral valve replacement and left ventricular outflow tract enlargement using a combined transaortic and transseptal atrial approach. Interact Cardiovasc Thorac Surg 2015；21：792-795
19) Guihaire, J et al：Exclusion of Complex Paraannular Aortic Abscess With the Freestyle Xenograft. Ann Thorac Surg 2016；102：e373-e375

〈坂口 太一〉

3 術後の抗菌薬管理はどうする？

はじめに

感染性心内膜炎 infective endocarditis（IE）は「感染症」であるため，感染巣である疣腫内の原因微生物を死滅させることがその治療の本質である．しかし血流が乏しい疣腫内の菌を殺菌するには，十分量の抗菌薬を長期間投与しなければならない．一般に，治療に必要な血中濃度を得るためには高用量の抗菌薬投与が行われ，また相乗効果を期待して併用療法が行われる[1]．すでに述べられている通り，さまざまな理由により外科治療が行われた場合でも術後に抗菌薬治療を継続する必要がある．また，たとえ術後に十分な抗菌薬治療を継続していても，IE特有の合併症が起こりうることも銘記しておかなければならない．

1 術後抗菌薬の選択

治療薬の選択において原因菌が判明しているかどうかは非常に重要である．

「血液培養陽性」は心エコー図所見と並んで，Duke診断基準における2大基準の一つである．血液培養が陽性であった例では原則としてその菌を標的とした術前の抗菌薬を術後にも継続することになる．しかしながら，血液培養陰性であってもIEと診断し，抗菌薬治療を行わねばならない場合がある．そのような例が手術適応となった場合は，術前・術後にエンピリック治療を行う．

以下に本邦のIEのガイドラインに則し，AHA，ESCのガイドラインも参照しながら，術前の抗菌薬選択法について述べる．

a. 原因菌が判明している場合

1）ペニシリンG感受性連鎖球菌

Streptococcus viridans や *Streptococcus bovis*（nonenterococcal group D *Streptococci*），その他の連鎖球菌の大部分はペニシリンに良好な感受性を示す．ペニシリンG 1日2,400万単位（1,200万〜3,000万単位）を6回に分けて点滴静注，または持続で投与する．投与困難な場合には代わりにアンピシリン8〜12g/日を投与する．ペニシリンアレルギーではバンコマイシンを投与する．

人工弁置換術後のIEにおける治療は，腸球菌に準じる．

2）ペニシリンG低感受性連鎖球菌

ペニシリンG低感受性連鎖球菌では，ペニシリンGとゲンタマイシンの併用療法を行う．これらの併用には相乗効果が認められる．ペニシリンG感受性連鎖球菌の場合と同様，人工弁置換術後IEでは，腸球菌に準じて治療する．

3）腸球菌（*Enterococci*）

消化器の検査（内視鏡）や手術，泌尿器科あるいは婦人科的処置がその誘因であり，60歳以上の比較的高齢者に多い．アンピシリンとゲンタマイシンを投与する．

4）ブドウ球菌（*Staphylococci*）

メチシリン感受性ブドウ球菌は，セファゾリンなどの第一世代のセフェム系薬単独もしくは

ゲンタマイシンとの併用が第一選択となる．

メチシリン耐性黄色ブドウ球菌は，バンコマイシンが第一選択となり，トラフ値が10～15μg/mlとなるよう投与計画を立てる．人工弁置換術後IEの場合，アミノグリコシド系薬との2剤併用が推奨される．欧米のガイドラインでは，リファンピシン内服との3剤併用も推奨されている[2,3]．

5）グラム陰性菌

HACEK群（*Haemophilus* sp., *Actinobacillus*, *Cardiobacterium*, *Eikenella*, *Kingella*）と呼ばれる発育の遅いグラム陰性菌は，セフトリアキソンまたはセフォタキシムを投与する．βラクタマーゼを産生しない場合は，スルバクタム/アンピシリンとゲンタマイシンの併用を行う．

HACEK群以外のグラム陰性菌の場合は，βラクタム薬（ペニシリンやセファロスポリン，カルバペネム）とアミノグリコシド系薬もしくはニューキノロン系薬の併用が必要であるが，早期の外科的治療が推奨される．

6）真菌

真菌は，人工弁置換術後や薬物乱用者，免疫不全患者のIEの原因菌としてしばしば認められる．致死率が非常に高いため，外科的治療が推奨される．一般的にアンホテリシンBを投与し，その後もアゾール系抗真菌薬（フルコナゾール，ボリコナゾール，イトラコナゾール）の長期内服が推奨される．

b. 原因菌が判明していない場合またはエンピリック治療

血液培養陰性のIEは，全体の数％から30％程度といわれている．血液培養陰性の場合，または結果が判明する前に抗菌薬療法を開始する場合には，いわゆるエンピリック治療が行われる．

自己弁の場合，セフトリアキソンまたはスルバクタム/アンピシリンに，ゲンタマイシンを併用する．メチシリン耐性菌の可能性が高い場合やペニシリンアレルギーのある場合は，バンコマイシンとゲンタマイシンの併用を行う．

人工弁の場合，バンコマイシンとゲンタマイシンとリファンピシンの併用を行い，グラム陰性菌も考慮した場合，セフトリアキソンの併用も行う．

c. IEで外科治療を行った後の抗菌薬治療

上に記した通り，抗菌薬を選択して適切と思われる抗菌薬治療を開始しても，さまざまな理由により外科治療を選択する場合がある．外科的に疣腫や感染した自己弁を摘出したとしても，術後に抗菌薬治療を継続する必要がある．術後の抗菌薬治療期間は，本邦のガイドラインでは，術後1ヵ月の抗菌薬投与が推奨されており，術前の感染巣の状況や手術の結果によって異なり，6～8週行うこともあると提案されている．例えば術前に弁周囲膿瘍を合併した例では，弁に疣腫が付着していただけの場合と比較すると，より長期の抗菌薬治療が必要となる．AHAのガイドラインでは，手術での組織の検査結果が陽性であれば，手術日を治療開始日と考え，組織結果が陰性であれば術前に血液培養が陰性となった日を治療開始日と考え，抗菌薬の投与期間を決定するとしている．

〈症例〉

患者は50歳代，女性．主訴は発熱である．

現病歴：某年7月中旬頃から38℃台の発熱を認めたが，解熱薬を内服し経過観察していた．7月31日に他院を受診した際に施行した血液培養からグラム陽性球菌が検出されたため，経胸壁心エコー図検査を施行した．僧帽弁後尖に可動性を有するmass様エコーを認めたため，IEと診断され，8月6日に当院に転院してきた．グラム陽性球菌が検出されていたためバンコマイシンの投与を開始した．

その後，前医の血液培養より*Streptococcus agalactiae*が同定され，8月8日からバンコマイシンをペニシリンGに変更した．頭部MRI検査では，数mm大の亜急性期塞栓を認めた．経食道心エコー図検査で，僧帽弁後尖に29×

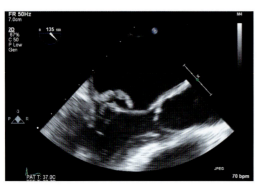

図1 経食道心エコー図（135度）
僧帽弁後尖（P3）に可動性に富むmass様エコーを認める．

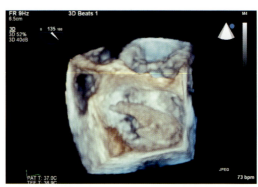

図2 3D経食道心エコー図（135度）
僧帽弁後尖（P3）に可動性に富むmass様エコーを認める．

15mm大の可動性に富む疣腫を認めた（図1，2）．弁破壊はなく，有意な弁膜症は認めなかった．疣腫は大きく，可動性に富んでおり，塞栓のリスクが高いと考えられたため，8月9日に緊急手術を行った．P3の疣腫付着部をそぎ落とし，一部弁尖を修復し，終了した．術中検体から細菌は検出されなかった．血液培養陰性化より6週間ペニシリンGの投与を行い，経過良好のため退院した．

本症例は，重大な塞栓が起こる前に手術を行うことができ，また菌も同定できていたため，有効な抗菌薬を適正に使用することができた症例であった．

2 術後合併症とその管理

上記の症例のように比較的全身状態がよいうちに自己弁を温存し，かつ感染巣をしっかり切除できれば術後の経過も良好である．しかしながら，全身状態が悪い中で，緊急もしくは準緊急手術を行わざるをえない場合は，術後にさまざまな合併症をきたしうる．

周術期には血栓塞栓症を発症することがある．感染巣が残存することや，凝固能亢進がその原因とされる．逆に，感染性動脈瘤による脳出血やくも膜下出血は抗凝固療法下ではしばしば致命的となる．そのリスクが高い例では，可能な限り弁形成術や生体弁を使用することが望ましい．術前に感染のコントロールが困難であった例，特に弁周囲膿瘍を合併した例では術後の感染再発のリスクがある．術後の抗菌薬治療中の炎症所見の経過に注意を払うことはもちろんのこと，人工弁の離開や弁周囲逆流の増悪に注意する必要がある．同じく，術前に大動脈弁基部の膿瘍を合併した例では感染自体，あるいは広範囲な病巣の切除に伴って，術後に完全房室ブロックとなり，ペースメーカー留置が必要となる場合がある．術前の心エコー図で広範囲な膿瘍を認めること，心電図で伝導障害を認めた場合は要注意である．

〈症例〉

患者は40歳代，男性．主訴は発熱である．

現病歴：某年1月に歯科治療歴があり，3月初旬より38℃台の発熱を認めた．発熱は持続し下痢症状も認めたため，3月12日に他院に入院しスルバクタム／アンピシリンによる加療が開始された．しかし，その後も発熱は持続し，軽度の意識障害を認めたため，頭部MRI検査を施行したところ，多発性脳梗塞を認めた．精査のため3月16日に当院に転院して来た．来院時，体温37.6℃，血圧102/56mmHg，脈拍数100回/min，呼吸数18回/min，SpO₂ 97％（室内気）であった．身体所見では，心音でLevine分類のⅢ／Ⅳ度の拡張期雑音を聴取した．経過

からIEの可能性を疑い，経胸壁心エコー図検査，経食道心エコー図検査を施行したところ，大動脈弁左冠尖に7×12mm大のmass様エコー（図3）を，大動脈弁輪部にecho free spaceをそれぞれ認め（図4），重度の大動脈弁逆流aortic valve regurgitation（AR）（図5）を合併していた．血液培養では，グラム陽性球菌が同定された．IEと診断し，セフトリアキソン，バンコマイシン，ゲンタマイシンで治療を開始した．疣腫が大きかったため緊急手術も検討されたが，脳梗塞後のため，まずは保存的加療を行う方針となった．起炎菌が*Staphylococcus aureus*と同定された後は，セフトリアキソンのみ投与を継続した．

3月17日より血液培養は陰性化したが，ARは徐々に増悪した．心不全のコントロールが困難となったため，3月24日に緊急手術となった．術中所見では左冠尖，無冠尖は破壊されており，脆弱な組織周辺に膿を認めた．左冠動脈の入口部周囲も脆弱であり，大動脈基部置換と左冠動脈は結紮し，冠動脈バイパス術を施行した．術中検体，血液培養は陰性であった．

その後セフトリアキソンとゲンタマイシンの投与を行ったが，縦隔ドレーンの排液から*Enterococcus faecium*が検出され，ダプトマイシンを追加した．セフトリアキソンは4週間で終了し，その後はダプトマイシンのみを継続した．4月18日に再度発熱を認め，頭部CTで脳膿瘍を，胸部CTでは肺炎をそれぞれ認めた．腹部CTでは15mm大の肝動脈仮性瘤を認め，緊急でTAEを施行した．院内肺炎，脳膿瘍に対してメロペネムを追加した．ダプトマイシンは4週間で，メロペネムは10日間でそれぞれ終了し，以降は4週間セフトリアキソンのみを継続し，その後リハビリ目的で他院転院となった．

本症例は，IEに対しての抗菌薬投与期間はガイドライン通り行ったにもかかわらず，術後に縦隔炎，肺炎，脳膿瘍，肝動脈仮性瘤などさまざまな合併症を併発した．

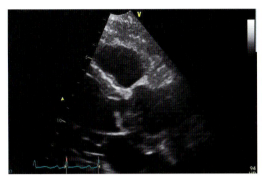

図3　経胸壁心エコー図
胸骨左縁長軸像，左冠尖にmass様エコーを認める．

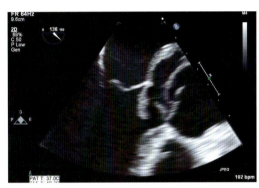

図4　経食道心エコー図（135度）
大動脈弁輪部にecho free spaceを認める．

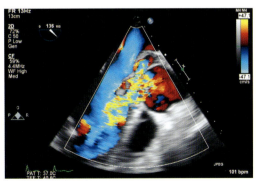

図5　経食道心エコー図（135度）
左冠尖周囲は破壊されており，重度のARを認める．

3　IEの治療後の長期フォロー

IEの治療後の生存率は，1年で80〜90％，2年で70〜80％，5年で60〜70％と報告され

ている[4]．高齢，心不全，IEの再燃が死亡の予測因子として挙げられる．

人工弁置換術後IEは自己弁と比較し，診断が難しい．自己弁同様，血液培養，心エコー図所見を元に診断するが，いずれも陰性であることがしばしばある．新たな人工弁周囲逆流は，診断基準の1つであるが，CTや核医学検査を追加することで診断できることもある．最近18F-FDG PET/CTが人工弁置換術後IEの診断に有用であると報告されており，欧米のガイドラインでは人工弁周囲のFDGの取り込みは，人工弁置換術後IEの診断基準の一つとなっている[5,6]．心エコー図のみにこだわることなく，マルチモダリティを使用することが，人工弁置換術後IEの術後管理，再発診断に求められる．

おわりに

手術適応となったIEでは，外科治療にまわった時点で内科医や技師の仕事が終わるわけではない．どのような合併症が発生しうるのかを意識しながら，術後の抗菌薬治療を継続することは「ハートチーム」全体の責務である．

文献

1) 日本循環器学会．循環器病ガイドラインシリーズ2008年版：感染性心内膜炎の予防と治療に関するガイドライン（2008年改訂版）http://www.j-circ.or.jp/guideline/pdf/JCS2008_miyatake_h.pdf（2017年2月閲覧）
2) Habib, G et al：2015 ESC Guidelines for the management of infective endocarditis：The Task Force for the Management of Infective Endocarditis of the European Society of Cardiology (ESC). Endorsed by：European Association for Cardio-Thoracic Surgery (EACTS), the European Association of Nuclear Medicine (EANM). Eur Heart J 2015；36：3075-3128
3) Baddour, LM et al：Infective Endocarditis in Adults：Diagnosis, Antimicrobial Therapy, and Management of Complications：A Scientific Statement for Healthcare Professionals from the American Heart Association. Circulation 2015；132：1435-1486
4) Thuny, F et al：Excess mortality and morbidity in patients surviving infective endocarditis. Am Heart J 2012；164：94-101
5) Saby, L et al：Positron emission tomography/computed tomography for diagnosis of prosthetic valve endocarditis：increased valvular 18F-fluorodeoxyglucose uptake as a novel major criterion. J Am Coll Cardiol 2013；61：2374-2382
6) Bruun, NE et al：Cardiac imaging in infectious endocarditis. Eur Heart J 2014；35：624-632

〈野木 真紀・大倉 宏之〉

脳卒中を起こした症例において早期手術versus待機手術

1 感染性心内膜炎に合併する脳卒中

感染性心内膜炎 infective endocarditis（IE）症例の，15〜30％に脳合併症がみられ，その原因の多くは疣腫による脳塞栓である．脳合併症はIE診断前または診断時に多く認められるが，IE治療中にも新規に発症あるいは再発することがある．病態として，非出血性脳梗塞，出血性脳梗塞および脳出血（脳内出血／くも膜下出血）に大きく分類される．脳合併症は，IEによる死亡原因としてうっ血性心不全に続く第二の死亡原因である．

2 塞栓症リスクは

IE経過中の塞栓症リスクは，疣腫の大きさと可動性に関連する．さらに，黄色ブドウ球菌が起因菌の場合は塞栓症リスクが高くなると報告されている．

IEの迅速な診断と適切な抗菌薬治療が塞栓症予防に最も重要であるが，塞栓症リスクが高い症例に対する早期手術も治療上重要な位置を占める．

3 手術適応の決定にあたっては

IE経過中に脳合併症を併発した場合でも，心臓手術により恩恵を受ける症例は相当数にのぼる．脳卒中後であっても，うっ血性心不全，抵抗性感染，弁輪膿瘍および塞栓症再発の高リスクなどの手術適応は依然残っており，しばしば手術の緊急度は高まっている．手術適応の決定にあたっては，周術期合併症のリスクおよび術後予後を勘案し，手術による患者の利益との

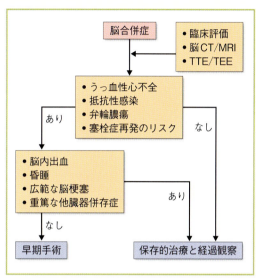

図1 脳合併症を発症した感染性心内膜炎の治療フローチャート（文献1から引用改変）

バランスをとるべきである（図1）[1]．

4 待機手術から早期手術へのトレンド

塞栓による脳梗塞で，症状が軽微で脳梗塞自体の予後が不良でない場合は，手術適応があれば早期手術が推奨される（ClassⅠ，エビデンスレベルB）．大きな疣腫がある場合の48時間以内の早期手術は，塞栓症発症と患者の生命予後を改善するというランダム化比較試験が2012年に報告され[2]，多くのガイドラインが書き換えられた．

5 脳出血の場合は

脳出血の場合は一般に神経学的に予後不良であり，発症4週間以後の待機手術が推奨される（ClassⅡa，エビデンスレベルB）．脳出血直後

にヘパリン投与下に人工心肺を使用すると脳出血の増悪をきたすと考えられてきたため，以前より早期手術は敬遠されてきた．1995年に報告された本邦の多施設後ろ向きコホート研究でも，244例の脳合併症併存IE症例の手術成績を手術のタイミング毎に検討し，結論として最低2週間，できれば4週間以上の手術待機を勧めている[3]．

しかし，脳出血発症後2週間以内に手術を行っても神経学的症状の増悪をほとんど認めなかったという2014年の報告もあり[4]，適切な手術時期については最新のガイドラインであるESC 2015においても議論の多いところである．

6 脳出血後手術のガイドラインが変わる？

2016年に，本邦から新たな多施設後ろ向きコホート研究の結果が報告された[5]．対象は，本邦15施設の2000〜2011年の568例のIEによる外科治療症例である．118例のIEによる非出血性脳梗塞症例が検討され，脳梗塞発症14日以内に手術した群の死亡率は5％以下であり，15〜28日に待機手術を施行した群の死亡率は13.6％と高値であった．また，54例のIEによる脳出血合併症例が検討され，脳出血発症7日以内に手術した群の死亡率は15.4％であり，8〜21日に手術した群（5.9％）および21日以降に手術した群（0％）よりも明らかに高値であった．

本研究ではガイドラインと同様に，非出血性脳梗塞症例では早期手術の優位性が示されると同時に，脳出血群では手術リスクは7日以降には軽減し，ガイドラインが勧める4週間の待機は必要がないとも読み取れる．実際に，予後が比較的良好と思われる脳出血症例で，可動性のある大きな疣腫が残存している症例に遭遇した場合，抗菌薬を強力に用いると同時に，早期手術に踏み切るという臨床的判断は許容されるであろう．

7 今後の脳合併症のあるIE治療

IEの早期手術適応があるにもかかわらず，脳合併症のために人工心肺を用いた手術がためらわれる症例に時に遭遇する．ヘパリンコーティング回路を用いたヘパリンを使わない人工心肺など出血性合併症を軽減する技術の進歩もあり，今後も早期手術へのトレンドは加速するものと考えられる．

●文献

1) Habib, G et al：2015 ESC Guidelines for the management of infective endocarditis：The Task Force for the Management of Infective Endocarditis of the European Society of Cardiology (ESC). Endorsed by：European Association for Cardio-Thoracic Surgery (EACTS), the European Association of Nuclear Medicine (EANM). Eur Heart J 2015；36：3075-3128
2) Kang, DH et al：Early surgery versus conventional treatment for infective endocarditis. N Engl J Med 2012；366：2466-2473
3) Eishi, K et al：Surgical management of infective endocarditis associated with cerebral complications. Multi-center retrospective study in Japan. J Thorac Cardiovasc Surg 1995；110：1745-1755
4) Wilbring, M et al：The impact of preoperative neurological events in patients suffering from native infective valve endocarditis. Interact Cardiovasc Thorac Surg 2014；18：740-747
5) Okita, Y et al：Optimal timing of surgery for active infective endocarditis with cerebral complications：a Japanese multicentre study. Eur J Cardiothorac Surg 2016；50：374-382

〈横山　斉〉

索引

欧文索引

A
aortic (valve) stenosis (AS)　77, 80

B
balloon aortic valvuloplasty (BAV)　77
Barlow病　14
BNP　88

C
CFS　67
classical low flow low gradient severe AS　59
clear zone　22
CoreValve US Pivotal High Risk Trial　74
CSHA Clinical Frailty Scale　67
curtain effect　25
c-V wave　117

D
De Vega法　124
dobutamine　61
D-shape　117

E
early surgery　19
edge to edge technique　27
effective orifice area　56
effective regurgitant orifice　90, 92
effective regurgitant orifice area　2, 7, 118
endocarditis team　138
EuroSCORE　65

F
fibroelastic deficiency　14
folding plasty　26
frailty　66
Fried scale　67

G
geometric orifice area　56
GORE-TEX®　28

H
Heyde症候群　107
HFpEF　59

I
infective endocarditis (IE)　132, 138, 146, 151
ischemic cardiomyopathy　33

J
JACVSD (Japan Adult Cardiovascular Surgery Database)　30
JapanSCORE　65

K
Kay法　124

L
left ventricular ejection fraction　16
left ventricular end systolic dimension　16
low flow low gradient severe AS　59
low-flow　53
low-gradient　53

M
Marfan症候群　86
MICS (minimally invasive cardiac surgery)　72
MitraClip®　27, 45
mitral regurgitation　16, 45
moderate AS　69

N
native valve endocarditis　139

P
paradoxical low flow low gradient severe AS　59
paradoxical low-flow　53
paradoxical low-gradient　53
PARTNER Trial　54, 74
PARTNER II Trial　75
patient ring mismatch　31
PISA法　7, 90, 92, 116, 118
plication　25
primary mitral regurgitation　14
projected valve area　62
propensity score　132
prosthetic valve endocarditis　139
proximal isovelocity surface area法　90
pulse recurrence frequency　113

R
reimplantation手術　100
remodeling手術　99
restrictive mitral annuloplasty　42
rough zone　22

S
SAM (systolic anterior motion)　25
second pump run　27
secondary mitral valve regurgitation　33, 42
short physical performance battery　67
sino tubular junction　99
sliding plasty　24
SPPB　67
structural valve deterioration　98
STS Risk Calculator　65
STS-IEスコア　138
surgical aortic valve replacement　66

T

tethering 12
transcatheter aortic valve implantation 54, 104
transcatheter aortic valve replacement 66, 82
tricuspid annular plane systolic excursion 117
tricuspid annuloplasty 119
tricuspid valve regurgitation 119

V

Valsalva洞 99
valve in valve 82
vector flow mapping 21
vena contracta 90, 92, 114
―― 幅 8, 9
ventriculo aortic junction 99
volumetric法 90, 92
vortex 21

W

watchful waiting 19, 31

和文索引

あ

アーガストンスコア 63

い

遺残逆流 17
一次性TR 112, 117
一次性僧帽弁逆流 14
逸脱 23, 24

う

右小開胸手術 29
右心カテーテル 117
うっ血性心不全 140
運動負荷試験 68
運動負荷心エコー 12, 51

え

エネルギー損失 21
エンピリック治療 147

お

音響陰影 104

か

解剖学的弁口面積 56
カルチノイド症候群 112
肝静脈血流 118
―― 波形 115
感染性心内膜炎(IE) 5, 107, 132, 138, 146, 151
感染性塞栓症 140

き

器質性僧帽弁逆流 15
偽性重度大動脈弁狭窄症 53
機能性 119
―― 僧帽弁逆流 42
―― 僧帽弁閉鎖不全症 33
機能的僧帽弁狭窄症 30
逆流ジェット面積 8, 9, 113
逆流率 7
逆流量 7, 15
急性一次性僧帽弁逆流 10
狭窄後拡張 84
虚血性心筋症 33
虚血性僧帽弁逆流 42
巨大疣腫 137
緊急手術 132

く

グラム陰性菌 147
グルタルアルデヒド処理 80

け

経胃アプローチ 105
経カテーテル僧帽弁閉鎖不全症治療 45
経カテーテル治療 109
経カテーテル(的)大動脈弁置換術(留置術) 54, 66, 82, 104
傾向スコア 132
経食道心エコー 11, 15, 105
外科的大動脈弁置換術 66
血液透析 79

こ

抗菌薬 146

さ

最大血流速度 50
再発逆流 17
左室駆出率 16
左室収縮末期径 16
左室心筋障害 2
左室内渦流 21

左室リモデリング 88
左室流出血流量 10
左室流入血流波形 10
左室流入血流量 10
三角切除 24
三尖弁逆流 119
三尖弁閉鎖不全症 119
三尖弁輪形成術 119

し

四角切除 24
自己心膜弁 81
自己弁温存基部置換術 94
自己弁感染 139
収縮期逆流 118
―― 逆流波形 115
収縮期前方運動 25
重症度診断 105
準緊急手術 132
真菌 147
信号強度 114
人工腱索 24
人工弁感染 139
人工弁置換術 142
人工弁輪 125
真性重度大動脈弁狭窄症 53
心臓CT 63
心不全 133
―― 発症率 4
心房細動 18

す

推奨Class 19
スペックルトラッキング法 88

そ

早期手術 132, 151
僧帽弁逆流 45

索引

僧帽弁形成術　14
僧帽弁地図　22
僧帽弁複合体　2, 7
僧帽弁閉鎖不全症　45
僧帽弁弁下修復手術　33
僧帽弁輪過縫縮術　42
塞栓症　135, 151

た

待機(的)手術　132, 151
大動脈炎　107
　――症候群　107
大動脈解離　83, 86
大動脈基部拡張症　86
大動脈基部置換術　94
大動脈二尖弁　83
大動脈弁逆流　86, 90
大動脈弁狭窄(症)(AS)　77, 80
大動脈弁形成術　94
大動脈弁閉鎖不全症　90
大動脈瘤　83
脱細胞化　80

ち

中等度大動脈弁狭窄　63
腸球菌　146

て

抵抗性感染　135, 140
低侵襲心臓手術　72

と

突然死発症率　3
ドブタミン　61

な

ナイキスト速度　113, 116

に

二次性三尖弁逆流　112, 117, 119
二次性僧帽弁逆流　12, 33, 42
二尖弁　86
乳頭筋　24

の

脳梗塞　151
脳出血　151

は

肺高血圧　17
肺静脈血流波形　10
バルーン大動脈弁形成術(BAV)　77
パルスドプラ法　7, 10

ふ

ブドウ球菌　146
プラニメトリー法　56

へ

平均圧較差　50
ペニシリンG感受性連鎖球菌　146
ペニシリンG低感受性連鎖球菌　146
ヘパリンコーティング回路　152
弁形成術　142
弁周囲逆流　104, 105, 108
変性疾患　28

弁輪石灰化　28
弁輪膿瘍　143
弁輪リモデリング　22

ま

慢性一次性僧帽弁逆流　11

む

無症候性僧帽弁逆流　3
無症候性重度大動脈弁狭窄症　51, 67

ゆ

有効逆流弁口　90
　――面積　2, 7, 15, 56
有症候性重度大動脈弁狭窄症　52

よ

溶血　107

ら

ラスピング法　80

り

両尖逸脱　28
リング　22

れ

連続の式　7
連続波ドプラ　114

ろ

ロボット手術　29

検印省略

ザ・ベスト・トリートメント！
心臓弁膜症
―ガイドラインを深読み・先読みする―

定価（本体 7,000円＋税）

2017年3月1日　第1版　第1刷発行

編　集　　伊藤　浩（いとう　ひろし）
発行者　　浅井　麻紀
発行所　　株式会社 文光堂
　　　　　〒113-0033　東京都文京区本郷7-2-7
　　　　　TEL（03）3813-5478（営業）
　　　　　　　（03）3813-5411（編集）

©伊藤　浩，2017　　　　　　　　　　印刷・製本：公和図書

乱丁，落丁の際はお取り替えいたします．

ISBN978-4-8306-1934-2　　　　　　　　　　Printed in Japan

- 本書の複製権，翻訳権・翻案権，上映権，譲渡権，公衆送信権（送信可能化権を含む），二次的著作物の利用に関する原著作者の権利は，株式会社文光堂が保有します．
- 本書を無断で複製する行為（コピー，スキャン，デジタルデータ化など）は，私的使用のための複製など著作権法上の限られた例外を除き禁じられています．大学，病院，企業などにおいて，業務上使用する目的で上記の行為を行うことは，使用範囲が内部に限られるものであっても私的使用には該当せず，違法です．また私的使用に該当する場合であっても，代行業者等の第三者に依頼して上記の行為を行うことは違法となります．
- JCOPY〈出版者著作権管理機構　委託出版物〉
本書を複製される場合は，そのつど事前に出版者著作権管理機構（電話 03-3513-6969，FAX 03-3513-6979，e-mail：info@jcopy.or.jp）の許諾を得てください．